滕立英　张　娜　主编

人工气道
建立、管理、康复与护理

RENGONG QIDAO
JIANLI GUANLI KANGFU YU HULI

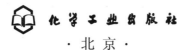

化学工业出版社

·北京·

内容简介

本书由全国心肺康复专科护士培训基地——首都医科大学附属北京康复医院一线教师主编。人工气道是临床危重症患者救治过程中的重要操作，而气道管理的优劣关乎患者生命安危，这也是护理工作中的重要课题。本书主要介绍人工气道的种类、固定方法、湿化、雾化吸入、给药、拔管、医患沟通、气囊管理、呼吸机相关性肺炎以及人工气道的康复，旨在提升护理人员重症监护及气道管理。内容全面、系统，图文结合，可指导临床应用。适合护理人员，尤其是重症监护、呼吸科、康复科护理人员阅读参考。

图书在版编目（CIP）数据

人工气道：建立、管理、康复与护理 / 滕立英，张娜主编. —北京：化学工业出版社，2022.5
ISBN 978-7-122-40794-8

Ⅰ. ①人… Ⅱ. ①滕… ②张… Ⅲ. ①人工器官－气管－护理 Ⅳ. ①R473.56

中国版本图书馆 CIP 数据核字（2022）第 024937 号

责任编辑：戴小玲	文字编辑：何　芳
责任校对：宋　夏	装帧设计：史利平

出版发行：化学工业出版社（北京市东城区青年湖南街 13 号　邮政编码 100011）
印　　装：三河市延风印装有限公司
710mm×1000mm 1/16　印张 11.75　字数 228 千字　2022 年 6 月北京第 1 版第 1 次印刷

购书咨询：010-64518888　　　　　　售后服务：010-64518899
网　　址：http://www.cip.com.cn
凡购买本书，如有缺损质量问题，本社销售中心负责调换。

定　　价：49.00 元

编写人员

主　编　滕立英　张　娜

编　者

于聪颖　马岭涛　邓　佳　刘　倩　孙立英

李　娜　李彩菊　肖　阳　张　娜　张　晶

张小舟　胡丹红　徐艳琪　郭小蓉　谭　鑫

滕立英　穆　琦　万心志

前　言

　　保证呼吸道通畅，维持正常的气体交换，是危重症患者救治过程中首要解决的问题，也是维持机体功能正常的基本条件。气道管理的优劣关乎患者生命安危。熟练掌握气道管理的相关理论、基础知识及基本技能，提高护理人员的气道管理水平，对促进危重症患者医疗安全、降低病死率有重要意义，也是护理工作中的重要课题。

　　随着中国康复医学事业的蓬勃发展，呼吸康复与重症康复也得到社会关注及业界认可。康复护理技术应用于人工气道管理是本院重症康复病房护理团队多年来的研究方向。

　　通过不遗余力的学习、探索、实践，我们将多年来的临床康复护理工作进行了总结，召集了一批志同道合的一线护理人员共同编写了这本《人工气道——建立、管理、康复与护理》。此书不仅讲述了人工气道的种类、固定方法、湿化、气囊管理、给药、拔管流程等一般护理内容，还对气道廓清、呼吸功能训练、吞咽功能训练、说话瓣膜的规范化使用等内容进行了阐述，希望能为大家提供一些临床启示。

　　在此，我要感谢为这本书的出版工作做出无私奉献的同事们，她们在繁重的临床护理工作之余以积极的态度完成了本书的编写工作。感谢多年来给我支持与帮助的领导。我还要深深感谢我的父母，感谢他们对我工作的理解，对我喜怒哀乐的细腻感知，对我嘘寒问暖的关怀体贴，丝丝暖流变成无尽的力量支撑着我在康复护理之路上不断前行。

　　虽然我们不断查阅文献，反复修正，但由于学识和经验所限，此书出版后仍有可能出现疏漏之处，恳请各位读者朋友积极指正。

编者

2022 年 3 月

目 录

第一章

人工气道的种类

第一节 • 口咽通气道

一、概念

口咽通气道（oropharyngeal airway，OPA）又称口咽通气管（oropharyngeal tube），是一种非气管导管性通气管道，能防止舌后坠，迅速开放气道，获得有效的通气。

二、结构与功能

口咽通气道通常由橡胶和塑料制成，临床上常用的口咽通气道为一种椭圆形空心塑料管，外形呈"S"形，包括翼缘、牙垫、咽弯曲三部分（图1-1-1）。

（1）翼缘　防止吞咽，插入过深。

（2）牙垫　牙垫部分与牙齿接触的咬合部位宽度应足够与2～3颗牙齿接触，这样牙齿咬合压力才能够均匀分配到所接触的牙齿上。

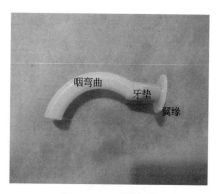

图1-1-1　口咽通气道

（3）咽弯曲　咽弯曲口内端的曲度适应口、舌、咽后部的解剖。

三、型号选择

口咽通气道有多种型号（图1-1-2），在使用时可根据患者的年龄、体重、解剖的变化等具体情况选择合适的型号。合适的口咽通气道是从门齿至耳垂或下颌角的距离（图 1-1-3），宁长勿短，宁大勿小，防止太短而不能经过舌根起不到开放气道的作用。

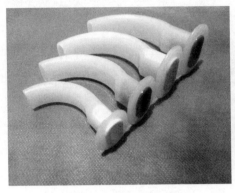

图 1-1-2　口咽通气道的型号

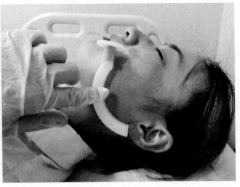

图 1-1-3　合适的口咽通气道

四、适应证、禁忌证和并发症

1．适应证

① 舌后坠。

② 呼吸道分泌物较多，便于引流吸痰。

③ 呼吸道梗阻的患者。

④ 癫痫、抽搐时用于牙垫，防止咬伤。

⑤ 口腔插管时，防止患者咬管，作为气管导管。

⑥ 在一些患者的面罩通气中，应用 OPA 有助于实现面罩密闭。

⑦ 手法托下颌无效者。

2．禁忌证

① 呼吸机麻痹、中枢性呼吸衰竭、下呼吸道梗阻，需要进行机械通气者。

② 清醒或浅麻醉患者，饱胃者。

③ 有误吸风险者。

④ 四颗门齿有折断或下颌关节脱臼风险者。

⑤ 呕吐频繁者。

⑥ 喉头水肿、气管内异物、哮喘、咽反射亢进者。

⑦ 心脑血管疾病的患者，不可以长时间使用。

3．并发症

① 窒息。

② 气道高敏。

③ 气道梗阻。

④ 牙齿脱臼或折断。

⑤ 口咽部的创伤或出血。

⑥ 应激性反应。

五、放置方法

（1）顺插法　在压舌板或其他辅助工具协助下，将 OPA 的咽弯曲沿舌面顺势送至上咽部，将舌根与口咽后壁分开，加大舌根与咽喉壁空间，保持呼吸道通畅。

（2）反转法　OPA 的咽弯曲朝上插入口腔，当其前端接近口咽部后壁时（已通过腭垂），将其旋转 180° 成正位，并用双手拇指向下推送使咽弯曲下面压住舌根、咽弯曲上面抵住口咽壁，放置于口腔中央位置，将舌根与咽后壁分开，使下咽部到声门的气道通畅，解除气道梗阻。

（3）对于意识不清者，操作者用一手拇指与示指将患者上、下唇齿分开，另一手将口咽通气管从后磨牙（臼齿）处插入，操作时注意动作轻柔、准确。必要时使用开口器协助张口。

六、注意事项

① 严格掌握适应证、禁忌证，防止并发症。

② 检查口咽通气道是否通畅，防止舌唇夹置于牙齿与 OPA 之间，及时吸痰，清理呼吸道，防止误吸或窒息。

③ 选择合适的 OPA：太长的 OPA 可到达咽喉部接触会厌，甚至将会厌推至声门或进入食管的上端；太短则可能在口咽水平阻塞呼吸道。

④ 保持口腔清洁，定时口腔护理，护理时检查牙齿是否松动，有无牙齿脱落，唇部、舌体有无损伤及出血。

⑤ 加强雾化及湿化：用 1～2 层纱布覆盖于口咽通气道外口处，既湿化又防止吸入灰尘等异物。

⑥ 妥善固定口咽通气道，防止脱落，胶布或寸带污染后及时更换。

⑦ 消毒：浸泡在含氯消毒液中 15min，清水冲洗干净，备用。

第二节 • 鼻咽通气道

一、概念

鼻咽通气道(nasopharyngeal airway, NPA),也称为鼻咽通气管(nasopharyngeal tube),是一种简易方便的声门外通气装置,用于解除上呼吸道梗阻,保持气道通畅。具有柔软、操作简单、无需特殊辅助器材并可在数秒内迅速获得有效通气、刺激性小、附壁血栓形成少等特点。

二、结构与功能

鼻咽通气道分为双鼻孔型和单鼻孔型。

(1)双鼻孔型 是由两个无套囊的鼻咽通气道中间通过接头连接而成,随着对其进行改进,主要是外面加了橡胶,使其质地更加柔软,以减轻对鼻道的损伤,临床上较少使用。

(2)单鼻孔型(图1-2-1) 通常是由医用PVC材料制成,透明质地接近普通气管导管,外形似一个小型的气管导管,长约15cm,导气管有一定的弧度,其咽端斜口较短且钝圆,一般不戴套囊,鼻端有一个凸出的翼缘用来防止鼻端掉入鼻腔,临床上使用相对广泛。

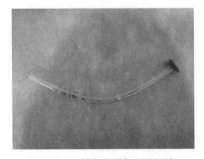

图 1-2-1 单鼻孔型鼻咽通气道

三、型号选择

临床上指导鼻咽通气道型号选择的主要依据是长度,即按照拟置入的深度来选择。两种方法:①测量耳屏到鼻尖的长度加上2.5cm;②测量耳道口到鼻尖的长度。Roberts等研究表明上述测量方法选择型号不可靠,置入鼻咽通气道的长度与鼻腔内的解剖关系不大,而与患者的体型、性别、种族有关,但目前由于没有更好的判断植入深度的依据,仍然按照上述选择型号方法(图1-2-2)。

一般情况下,成年男性 Fr 30～34 (ID 7.5～

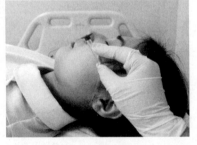

图 1-2-2 置入深度判断

8.5mm），成年女性 Fr 24～28（ID 6.0～7.0mm），小孩选用较细的、柔软的鼻咽通气道。

四、适应证、禁忌证和并发症

1．适应证

① 舌根后坠造成的不完全呼吸梗阻。

② 呼吸困难，通过鼻咽管进行氧气吸入者，如睡眠呼吸暂停低通气综合征。

③ 吸痰无力、需要上呼吸道吸引者，如血管病延髓麻痹、急性加重期慢性阻塞性肺疾病（AECOPD）气管插管脱机后；牙关紧闭不能经口吸痰者，如帕金森综合征。

④ 防止反复鼻腔吸引引起的鼻黏膜破损。

⑤ 肥胖患者麻醉诱导时保持呼吸道通畅。

⑥ 呼吸、心脏骤停的急救。

⑦ 有牙齿疾病或口咽外伤不适合口咽通气管的患者。

2．禁忌证

① 管道的粗细与患者鼻腔不合适。

② 鼻腔有出血倾向、凝血机制异常、鼻腔炎症、鼻腔肿物。

③ 鼻腔畸形、鼻通道堵塞、鼻骨骨折、明显的鼻中隔偏曲。

④ 颅底骨折脑脊液耳漏、鼻漏患者。

3．并发症

① 呼吸道梗阻、喉痉挛。

② 鼻出血或鼻道、气道损伤。

③ 感染。

④ 溃疡。

⑤ 恶心、呕吐、误吸。

五、放置方法

（1）顺插法　将 NPA 凹面沿硬腭轻柔地滑入鼻腔，插入方向与面部完全垂直，经鼻道平行腭部下行，直至感觉鼻咽部后方的阻力，翼缘抵达鼻腔即可。

（2）反插法　将通气管逆时针旋转 90°，使斜面开口靠近鼻咽部后方的黏膜，通过咽后壁旋转回原位，再轻轻用力，缓慢插入至所需长度，如果管子弯曲应旋转回原位重新置入。

置入前体位为下颌向前、向上托起，呈"嗅花位"。选择鼻腔较为通畅的一侧置入，通常首选右侧鼻腔，当置入不利时，可选择左侧鼻腔置入。

六、注意事项

① 严格掌握适应证、禁忌证，防止并发症。
② 操作前检查患者的鼻腔，选择大小合适的通气管型号。
③ 插管时与插管后出现咳嗽等不适时应及时调整或拔出。
④ 定期湿化，防止堵管。
⑤ 定期观察鼻腔有无破损、出血。
⑥ 严格按照气管内吸痰操作要求，防止交叉感染。
⑦ 妥善固定，防止脱出，胶布或者寸带污染时应及时更换。
鼻咽通气道的优点与缺点见表1-2-1。

表1-2-1 鼻咽通气道的优点与缺点

优点	缺点
1. 刺激小，便于置入，无需特殊器械即可实施	1. 导管刺激使口咽分泌物增多
2. 可以减少对患者口腔及气道黏膜的损伤	2. 导气管内径小，易堵管
3. 明显改善舌后坠所致的呼吸道梗阻	3. 在呼吸道通畅及通气功能恢复满意后，如不尽早去除通气管，易诱发频繁的吞咽、咳嗽
4. 对患者刺激小，减轻由气管内插管、口咽通气管留置而导致的明显不适、不合作，血流动力学稳定，可以放置更长时间，降低意外拔管的风险	4. 若患者为呼吸肌麻痹或出现中枢性呼吸衰竭，即使放置人工气道，也不能改善呼吸情况
5. 有利于有效咳痰，且易于固定、更换，便于护理	

第三节 · 气管插管

一、概念

气管插管（endotracheal tube，ET）是指将一特制的气管内导管经声门置入气管的技术（图1-3-1），这一技术能为气道通畅、通气供氧、呼吸道吸引和防止误吸等提供最佳条件。紧急气管插管技术已成为心肺复苏及伴有呼吸功能障碍的急危重症患者抢救过程中的重要措施。气管插管术是急救工作中常用的重要抢救技术，是呼吸道管理中应用最广泛、最有效、最快捷的手段之一。临床上常见的有经口气管插管和经鼻气管插管两种方法，前者为喉镜引导下经口气管插管，后者一般为纤维支气管镜引导下经鼻气管插管。

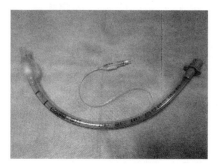

图 1-3-1　气管插管

二、结构与功能

　　一次性使用的气管导管一般由硅胶、红橡胶、PVC 材料制成，按是否带不锈钢加强丝分为普通型和加强型两种（有研究表明，加强型的气管导管较普通型对患者损伤小，插管时间、成功率都较普通型有优势，可有效控制并发症的发生，值得推广）。按导管内径分为 13 个规格。按是否带套囊分为带囊型和无囊型两种。无囊型导管主要由管胚、标准接头、不锈钢加强丝（普通型无）组成。带囊型导管主要由管胚、标准接头、套囊、指示囊、充气管、不锈钢加强丝（普通型无）组成。常用气管插管的种类见表 1-3-1。

表 1-3-1　常用气管插管的种类

种类	特点
普通型气管插管	稳定性好，不易脱出，固定方式便于口腔护理，但主要为 PVC 材质，使用过程中由于插管材质问题会使得患者出现黏膜损伤并导致出血症状，给患者正常治疗带来较大影响
加强型气管插管（弹簧管）	材质及结构具有较大优势。材质为特殊软质树脂且壁内具有螺旋钢丝，柔韧性大，使用过程中一般会在管芯涂润滑剂如液状石蜡（石蜡油），使插管更加顺利，插管时间和成功率较普通型有一定优势。另外导管尖端质地更柔软，可随形态改变，契合程度较好，降低了与黏膜组织的摩擦力，损伤较小，可有效控制并发症的发生
可冲洗型气管插管	使声门下分泌物及定植菌随冲洗液被吸出，减少口鼻咽部至下呼吸道分泌物的下漏和定植菌移行，有助于降低术后肺部并发症的发生率，延缓呼吸机相关性肺炎的发生
单腔支气管插管	适用于胸腔及心血管手术，危重症患者单肺独立时，同步或不同步通气时使用。特点是管体细长，套囊短
双腔支气管插管	一管两腔，两段两个开口，一个开口位于插管的远端，另一个开口位于主支气管，在气管和主支气管部位分别安装有气囊，有 Carlen、White 和 Robertshaw 三种类型

（1）套囊　作用有密闭气道，避免误吸，固定插管，保持气管插管位于气管中间，防止导管尖端损伤气道。套囊类型分为低容高压套囊、高容低压套囊、双气囊、等压气囊（又称泡沫气囊）。套囊类型见表1-3-2。

表1-3-2　套囊类型

类型	特点
低容高压套囊	套囊静息直径较小，套囊残气量小，套囊容量低，套囊内压力大于气管壁压力
高容低压套囊	薄壁套囊，大内径，高顺应性，大静息容量，低套囊内压，套囊内压接近气管壁压力
双气囊	远、近两个高容低压套囊，两套充气系统，对阻断反流误吸的效果更确实，加强一个套囊的作用

注：等压气囊国内没有，本书不作介绍。

（2）指示球囊和充气连接管　向球囊充气，指示球囊内的气体量，给临床医师提供视觉和触觉参考，连接压力测试计测量充气压力。

（3）尖端　是进入插管患者气管的第一部分，所以很重要；可最大限度减少对气道的损伤。

（4）默菲孔　增加通气量；当导管尖端贴于气管壁时，可以不至于发生通气堵塞。

（5）紧急注药口和注药连接管　可连接注射器；远端有两个开口位置，对应不同的用处：开口于默菲孔上方管壁中，适用于气管声门下给药，如抗痉挛药等；开口于套囊上方管壁正中线及默菲孔上方管壁中，适用于局麻药。

三、型号选择

对气管插管的长度和口径，应根据插管途径及患者的年龄、性别、身材等具体因素进行选择。一般成人插管的长度以稍长于唇至环状软骨水平或稍下处（相当于气管中段）的长度为佳。

（1）成年男性多用内径为7.5～8.0mm的气管插管，插管深度一般为22～24cm。

（2）成年女性多用内径为7.0～7.5mm的气管插管，插管深度一般为21～23cm。

（3）对于儿童，合适的气管插管导管的大小可分别用以下的公式计算。

① 普通型气管插管的计算公式：ID=4+（1/4）×年龄。

② 加强型气管插管的计算公式：ID=2.5+0.4×年龄。

气管导管的外径大小与儿童的小指末端指节宽度相似，也可以根据儿童的体重和身高来估计。成人和年长的儿童需要带套囊的导管，而较小的患者如导管小于5.5mm的，可以用不带套囊的导管。在插入带有套囊的导管后，将位于导管远端的套囊充气，充气的套囊在导管和气囊腔之间形成密封圈。这个密封圈将防止气体泄漏和胃内容物误吸。

四、适应证、禁忌证和并发症

1．适应证

① 自主呼吸、心搏骤停，行心肺脑复苏者。

② 不能满足机体的通气和氧供而需要机械辅助通气者。

③ 不能自主清除呼吸道分泌物，胃内容物反流或出血随时有误吸者。

④ 存在上呼吸道损伤、狭窄、阻塞、气管食管瘘等影响正常通气者。

⑤ 急性呼吸道衰竭。

⑥ 中枢性或周围性呼吸衰竭。

2．禁忌证

① 有喉头急性炎症，插管可使炎症扩散。

② 喉头严重水肿，不宜行经喉人工气道术。

③ 严重凝血功能障碍，需凝血功能纠正后进行。

④ 巨大动脉瘤，尤其位于主动脉弓部的，插管有可能动脉瘤破裂。

⑤ 鼻息肉、鼻咽部血管瘤，不宜行经鼻气管插管。

⑥ 颅底骨折、鼻腔闭锁、鼻骨骨折等禁用。

3．并发症

① 气管插管动作过猛，可使牙齿脱落，掉入气道；鼻腔、口腔出血。

② 插入的气管导管若管径过细，可增加气道阻力，从而引起通气功能不畅；管径过粗可引起喉头水肿。

③ 误插入食管。

④ 气管插管插入一侧的肺支气管内，可引起肺不张，造成一侧肺叶不呼吸，从而影响肺通气。

⑤ 插管过程中，刺激迷走神经，严重者可使患者呼吸、心搏骤停。

⑥ 反复气管插管，易导致喉头水肿，声门下狭窄，气道黏膜损伤，久而久之出现气道窒息，甚至气管食管瘘、纵隔皮下气肿等。

五、放置方法

1．经口

仰卧位，肩下垫枕，头后仰，使口腔、咽喉、气管处于同一纵轴方向。左手持喉镜，至舌根部，轻轻挑起会厌软骨，即可显露声门。待吸气声门开放，右手持气管导管迅速插入气管内。拔出管芯，放置牙垫，退出喉镜。检查气管导管外口有无气体随呼吸排出，听诊双侧肺部呼吸音是否一致。确定插管无误后，再将其固定，导管前端气囊注入空气，以封闭导管和气管壁之间的空隙。

2. 经鼻

导管的斜面朝向鼻甲，经一侧鼻孔插入导管，手法应先顺鼻孔进入 1cm 后将导管与面部垂直缓慢送入，过鼻孔时会有突破感，向前送导管的同时，耳听导管口的气流音（患者呼吸气流），气流音清楚时缓慢向前送导管，气流音不清楚时调整头位或旋转导管直至清楚再送管，直至将导管送入气管内，此时导管在鼻孔处的刻度为 22～26cm（成人）。确认合适后，套囊充气、固定。

六、注意事项

① 严格掌握适应证、禁忌证，防止并发症。

② 首先排除患者存在义齿的情况，经口气管插管操作时可导致义齿脱落，甚至可能落入气道而引起窒息。

③ 气管导管的型号选择应按照患者年龄、性别、身材等决定，插入深度适宜，经口气管插管内置 22～24cm，经鼻气管插管内置 27～29cm。

④ 操作动作轻柔，经口气管插管可能刺激迷走神经，出现心搏骤停；经鼻气管插管容易损伤鼻黏膜。

⑤ 导管插入后应确定位置，防止误插。

⑥ 及时吸引导管内分泌物，观察导管是否通畅，有无移位、扭曲。

⑦ 牢固固定，防止脱管。

第四节 · 喉罩通气道

一、概念

喉罩通气道（laryngeal mask airway，LMA）是指通过置入喉咽部的环形充气罩形成气道密封的一种新型人工通气道（图1-4-1）。LMA 的通气式介于面罩与气管导管之间。与面罩相比，LMA 具有解放麻醉医师双手、气道维持可靠、麻醉效果稳定的作用；

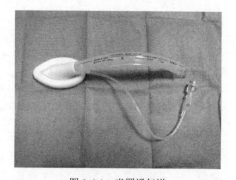

图 1-4-1 喉罩通气道

与气管内插管相比，LMA 具有操作简单、成功率高、损伤小、术后并发症少等特点。

二、结构与功能

喉罩通气道由通气导管和通气罩两部分组成。通气导管与普通气管相似，用硅胶制成，其一端开口可与麻醉机或呼吸机相连接，另一端为通气罩，通气罩在喉部形成通气道，通气罩呈椭圆形，用软橡胶制成，周边隆起，其内为空腔，在通气导管与通气罩连接处，导管腔的斜面为30°，通气导管后面的黑线有助于识别导管是否扭曲。在通气导管进入通气罩入口的上部有两条垂直栅栏，使其形成数条纵行裂隙，以防会厌阻塞管腔。通气罩近端与注气管相连，通过注气管向内注气即可使之膨胀。

喉罩有经典型喉罩、可曲型喉罩、加强型喉罩、引导气管插管型喉罩、食管引流型喉罩等。可总体分为单腔喉罩、双腔喉罩。单腔喉罩（图 1-4-2）主要由通气罩、通气管、接头、指示球囊、充气阀组成。双腔喉罩主要由气囊、气道导管、食管引流导管、食管引流导管出口、牙垫、三插导管接头、充气管、指示囊泡、单向阀组成。

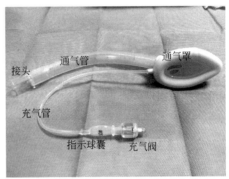

图 1-4-2　单腔喉罩

三、型号选择

喉罩型号较多，患者体重、性别、身高、鼻颏间距、舌宽、甲状软骨左右角间距等差异均可影响型号的选择。喉罩型号的选择见表 1-4-1。

表 1-4-1　喉罩型号的选择

型号	适应患者体重/kg	标准的注气量/mL
1	< 5	2～4
1.5	5～10	< 7
2	10～20	< 10
2.5	20～30	< 15
3	30～50	< 20
4	50～70	< 30
5	> 70	< 40

四、适应证、禁忌证和并发症

1．适应证

① 短小手术麻醉的气道管理。

② 无气管插管技术时建立紧急气道。

③ 气管插管失败后的紧急通气。

④ 无气管插管时，改善气道的密闭性。

⑤ 面部毛发多、缺齿、面罩不能密闭的患者。

⑥ 辅助气管内插管。

⑦ 对咽喉部刺激较小，可以避免气管插管和使用肌肉松弛药物。

⑧ 经皮气管切开，可通过喉罩置入纤维光镜，确认穿刺针的位置。

2．禁忌证

① 声门或声门下梗阻、声门上的病理改变影响各结构位置。

② 张口或颈部伸展极度受限。

③ 需要高气道压力通气。

④ 肥胖、饱胃、上消化道梗阻、妊娠、食管反流病、急腹症及严重创伤等出现反流、误吸风险高者。

⑤ 喉罩不能解决下呼吸道梗阻，如气管软化和气管受压。

⑥ 俯卧位下进行通气。

3．并发症

① 插入失败。

② 反流、误吸。

③ 呼吸道梗阻。

④ 呼吸道损伤、咽痛、吞咽疼痛或吞咽困难、喉痉挛。

⑤ 喉罩意外性脱出。

⑥ 通气罩周围漏气、胃胀气。

⑦ 短暂失声。

五、放置方法及检查方法

1．放置方法

放置方法有两种，较为常用的是常规法。

（1）常规法　头轻度后仰。操作者左手牵引下颌以展宽口径间隙，右手持喉罩，罩口朝向下颌，沿舌正中线贴紧硬腭向下置入，直至不能再推进为止。

（2）逆转法　置入方法与常规法基本相同，只是先将喉罩口朝向硬腭置入口腔至咽喉底部后，轻巧旋转180°（喉罩口对向喉头）后，再继续往下推至喉罩，直至不能再推进为止。

2．检查方法

利用纤维光束喉镜置入喉罩进行观察。标准是1级看到会厌，2级可见会厌和声门，3级可见会厌即部分罩口已被会厌覆盖，4级看不见声门或会厌向下折叠。

置入喉罩后施行正压通气，观察胸廓起伏的程度，听诊两侧呼吸音是否对称和清晰，听诊颈前区是否有漏气、杂音。

六、注意事项

① 严格掌握适应证、禁忌证，防止并发症。

② 选择合适的喉罩型号，并在使用前检查喉罩每个结构，尤其是套囊是否漏气。

③ 气囊充气要适宜。正压通气时内压不宜过大，否则易发生漏气或气体入胃。如发现漏气，不要过度充气，可局部调整喉罩位置或拔出后重新置入或更换大一号的喉罩。

④ 浅麻醉下置入喉罩有诱发喉痉挛的可能。应用喉罩后发现喉罩位置不正确且伴有呼吸道不完全或完全梗阻时，应拔出喉罩，重新置入。

⑤ 润滑剂不能涂在喉罩开口处，避免润滑剂进入喉头诱发喉痉挛。

⑥ 喉罩在舌后遇到阻力时不可强插，罩端导管处不可打折，以免造成损伤。

⑦ 喉罩仅提供一种通气方法，不能完全代替气管插管，不宜用于长时间机械通气，仅可短时间应用，且通气压力不能过高。

⑧ 喉罩置入后，不可做托下颌操作。应密切观察生命体征，有无气道梗阻、分泌物多及不易经喉罩清理的分泌物。

第五节 · 喉管

一、概念

喉管（laryngeal tube，LT）是经口腔插入食管入口的一种新型的声门外通气管道。喉管通常采用盲插的方法建立呼吸通道，一般操作者经过短期培训就能使用，非常适用于急救场合。

二、结构与功能

喉管是由硅胶制成，分标准型和吸引型，两种喉管的构造是相同的，在喉管的顶端有一个小的食管套囊，在喉管的中段有一大的喉部气囊，气囊通过充气口进行充气并监测囊内压。喉管的通气管短呈"J"字形，平均直径11mm，前段为盲端（图1-5-1）。

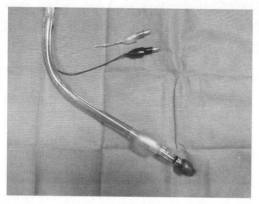

图1-5-1　喉管

三、型号选择

从小儿到成人有6种型号喉管，最初建议根据患者的体重来选择。后有研究表明，若根据体重来选择，当患者的高度＜155cm时通气往往是不够的。现在，管道尺寸是基于患者身高选择的：＞180cm用5号管，155～180cm用4号管，＜155cm用3号管。通过这样的方式，尽管某些患者身材矮小，用喉管也能做到充分通气。

四、适应证、禁忌证和并发症

1．适应证

① 喉部空间狭小者。

② 需要平稳苏醒者。

③ 颈部外伤者。

④ 引导纤支镜插管者。

⑤ 心肺复苏，紧急抢救时气道建立者。

2．禁忌证

① 有误吸风险者。

② 肺顺应性差，气道阻力增加者。

③ 口咽、会厌损伤者。

3．并发症

① 喉咙疼痛、吞咽困难、发音困难、口麻。

② 麻醉气体泄漏和进入胃内的风险。

③ 在做头颈部手术时位置移动。

五、放置方法

将患者头后仰处于正中位，仰面举颏，打开气道，将润滑后的喉管放在切牙和硬腭之间，然后将导管顺着舌中线往下滑直至遇到抵抗。必须注意不能将舌头推向喉的前方，以减小气道阻塞的可能性。当喉管插到位后，将近端的气囊充气封闭喉的上部，远端的气囊充气封闭食管入口。

六、注意事项

① 严格掌握适应证、禁忌证，防止并发症。

② 根据患者的身高、体重选择适宜的喉管。

③ 确保喉管插入正确的位置，深度不够或气囊过度充气时可能发生血管受压或神经损伤。

第六节 • 盲插管

一、概念

盲插管（esophageal tracheal combitube，ETC）又称食管气管联合导管或食管气管双腔气道，也称作联合导气管（图1-6-1），是具有食管阻塞式通气管和常规气管内插管联合功能的一种新型双囊双腔导管。在院前急救、心肺复苏和插管困难时，能更加迅速有效地开放气道，减少胃内容物误吸等致命性并发症的发生。经口鼻插管困难时用盲插管，无论是插入食管还是气管，均可提供有效通气，插管的成功率为100%。

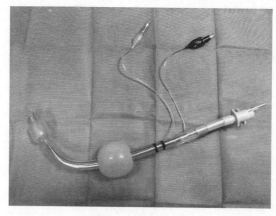

图 1-6-1　联合导气管

二、结构与功能

盲插管是一种塑料的双套囊双管腔导管。一个腔类似于传统的气管导管，远端开放，称为气囊腔；另一个类似阻塞食管的通气管，远端封闭，在近端咽喉水平有侧孔，称为食管腔。ETC 远端气囊为白色，可充气 12～15mL；近端气囊为蓝色，可充气 85～100mL。导管近端气囊上缘有标记线。

① 远端气囊：保持食管或气管与导管壁的密闭性。

② 近端气囊：充气后可压迫舌根和软腭，从下咽部封闭口、鼻气道并有助于固定导管。

③ 标记线：该线正对上、下门齿时表示插管深度合适。

④ 侧孔：气体通过食管腔从咽部侧孔进入咽部，再从咽部越过会厌进入气管。

三、型号选择

ETC 的型号有 37#、41#两种。身高 122～152cm 及瘦小的女性患者可选用 37# ETC。身高在 152cm 以上患者选用 41# ETC，但临床使用时两个型号 ETC 可以交错使用，根据患者的实际情况选择。有报道 ETC 37#同样适用于 152cm 以上的患者，甚至还成功用于身高 198cm 的患者。

四、适应证、禁忌证和并发症

1. 适应证

① 呼吸、心脏停止的复苏抢救。

② 无意识，没有咽反射。

③ 气管导管插管失败。

2、禁忌证

① 清醒或对咽部刺激敏感的患者，咽反射存在。

② 肺顺应性明显降低及上呼吸道水肿者。

③ 误食腐蚀性物质者，食管静脉曲张、食管狭窄、食管术后等食管疾病者。

④ 颈椎损伤、颈椎制动者。

⑤ 16 岁以下或身高低于 150cm 和身高大于 200cm 者。

⑥ 高频率进行气管内吸引者。

3．并发症

① 食管撕裂、破裂，咽部损伤，声带损伤。

② 颈动脉破裂、出血。

③ 气胸。

④ 窒息死亡。

五、放置方法

  清理呼吸道后，给患者去枕，使头后仰，仰头提颏，头颈部置于正中位。右手像握铅笔样握住导管，抬高下颌，用左手拇指或示指抓住下颌上提，导管弯曲朝上插入口内，当上牙或牙龈位于黑线之间时停止插入（插管过程中如果遇到阻力时应拔出导管，重摆位置再插一次，若再遇阻力则拔出导管）。套囊充气，检查呼吸音，最后通气。见图 1-6-2。

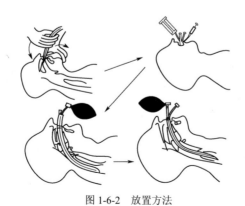

图 1-6-2　放置方法

六、注意事项

① 严格掌握适应证、禁忌证，防止并发症。

② 插管时保持盲插管置于口腔正中位，动作轻柔，避免损伤口咽部黏膜。

③ 插管时应避开尖锐或断裂牙齿，防止划破套囊。

④ 盲插管插入食管时不能吸痰。

⑤ 通气过程中如有漏气，气囊中可再次注入少量气体。

⑥ 拔管前应抽空 2 个气囊里的气体。

第七节 • 气管切开

一、概念

气管切开术（tracheotomy）主要是指通过切开颈段气管，放入金属或塑料导管（图1-7-1），使之与其他导管相连接，建立新的呼吸通道的手术。常见于解除各种原因所致的呼吸困难，清理呼吸道并保持呼吸通畅。气管切开术分为常见气管切开术、紧急气管切开术、环甲膜切开术、经皮气管切开术。

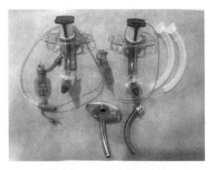

图 1-7-1　金属或塑料导管

二、结构与功能

常用气切套管为吸痰式气管切开插管（图 1-7-2），以此套管介绍主要的结构功能。

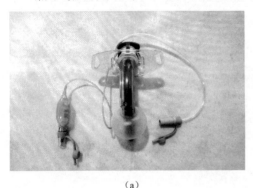

（a）

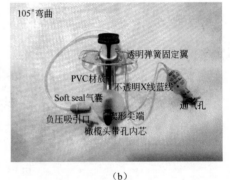

105°弯曲

透明弹簧固定翼

PVC材质

不透明X线蓝线

Soft seal气囊

通气孔

负压吸引口

契形尖端

橄榄头带孔内芯

（b）

图 1-7-2　吸痰式气管切开插管

三、型号选择

① 气切套管的类型（图1-7-3）：有囊、无囊气切套管；有孔、无孔气切套管；塑料、金属气切套管；可调节的边沿套管；暂时的、持久的气切套管。

② 气切产品系列：普通套管、带侧孔气切套管、附内套管的气切套管、吸痰式气切套管、发音式气切套管、可调式气切套管、可冲洗气切套管。

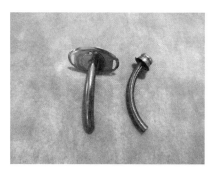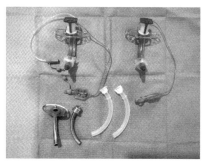

图1-7-3 气切套管的类型

气切套管种类繁多，根据套管尺寸对应患者年龄、身高、伤口选择；根据患者需求选择合适的导管，见表1-7-1。

表1-7-1 气切套管患者需求变化

活动场所	手术室	监护病房	病房	家
过程	呼吸机	呼吸机、脱机	自主呼吸、发音	自主呼吸、发音
需求	良好封堵、防止损伤	良好封堵、防止损伤、空气经过喉	防止损伤、空气经过喉	防止损伤、空气经过喉、无梗阻
导管类型	有囊	有囊、发音	无囊、发音	无囊、发音

四、适应证、禁忌证和并发症

1. 适应证

① 喉部阻塞、炎症、肿瘤、外伤、异物等引起的严重喉痉挛。

② 各种原因所致的下呼吸道分泌物潴留或自主排痰能力差，需长期留置人工气道者，保持气道通畅。

③ 预防性气管切开：眼部脓肿、肿瘤伴呼吸困难，对某些口腔、鼻炎、颌面、咽喉部大手术，为了进行全麻，防止术中、术后血液流入下呼吸道，保持呼吸道通畅，防止术后术区出血或局部组织肿胀阻碍呼吸，可实施气管切开。

④ 取气管异物，经内镜下钳取未成功，再取有窒息危险或者无施行气管镜检查设备和技术者，可行气管切开途径取出异物。

2．禁忌证

① 张力性气胸（插管闭式引流后可上机）。
② 低血容量休克、心力衰竭，尤其右心衰竭者。
③ 肺大疱、气胸及纵隔气肿未引流前。
④ 大咯血患者。
⑤ 心肌梗死者（心源性肺水肿）。

3．并发症

① 出血。
② 皮下气肿，气胸及纵隔气肿，气管食管瘘，喉气管痉挛。
③ 套管扭曲、套囊漏气。
④ 拔管困难。
⑤ 切口感染。
⑥ 喉返神经瘫痪、气栓。

五、放置方法

患者取去枕仰卧位，肩下垫卷枕，保持头部过伸位，约束双手。初步定位，在颈部正中甲状软骨下缘到胸骨上窝以利多卡因局部浸润麻醉，用纵横向方法切开切口（纵切口：颈前正中，自环状软骨下缘至接近胸骨上窝处，沿颈前正中线皮肤或皮下组织、颈阔肌。切口上方以环状软骨下缘为界，下缘以胸骨上窝上一横指为限。横切口：在颈前环状软骨下约 3cm 处，沿皮纹做 4～5cm 长横切口）。切开皮下组织，分离气管前组织，确认气管，切开气管环，插入气管套管，吸引分泌物，气囊充气，处理伤口。

六、注意事项

① 严格掌握适应证、禁忌证，防止并发症。
② 术前评估患者的颈围、皮下脂肪、皮肤弹性，如颈部较粗、肥胖者应备用可调节气囊套管。
③ 用带有气囊气管导管，既防止呕吐物误入呼吸道，又利于吸引。
④ 始终保持切口在正中位，保持头、颈及上身在同一水平线上，以免气管套管

刺激气管壁，引起剧烈咳嗽或发生套管扭曲及脱出。

⑤ 切开气管时应立即吸尽气管内分泌物，术后立即供氧，注意气道湿化或定时使用雾化吸入。

⑥ 严格遵循无菌原则，每日清洁、消毒切口。

第八节 • 特殊导管

一、可冲洗吸引式气管导管

机械通气是患者由于吞咽反射、咳嗽反射及下呼吸道的纤毛运动减弱或消失，口咽部分泌物及定植菌易积聚在导管气囊上，在此区域形成"黏糊状"，成为细菌的储存库。因此要有效预防 VAP 发生，必须及时有效地清除气管导管上方分泌物。可吸引冲洗式气管导管，是在导管管腔背侧增加一个附加腔，末端开口于导管背侧套囊上方，此单独加腔到达声门下间隙时，可通过附加腔的吸引口使积聚于声门下分泌物及定植菌被吸出，直接减少经口鼻咽部至下呼吸道分泌物的下漏和定植菌移行，而普通导气管无法对气囊上方滞留物进行冲洗吸引。应用可吸引冲洗式气管导管有助于降低院内术后肺部并发症的发生率，也可有效降低呼吸机相关性肺炎的发生。

二、加强型可调式气管切开套管

由于部分患者颈部生理特征如颈部过短、粗壮，切开部位脂肪层厚，气管位置过深，组织疏松，气管与周围组织连接不紧密，易移位和受周围组织压迫而致气管壁塌陷或一些气管软化、气管肉芽肿需紧急处理的患者，又需要绕过肉芽肿或气管软化部位。针对这些特点，可使用加强型可调式气管切开套管，是有一个可沿导管滑动的固定器，通过移动固定器的位置，调节固定翼与气囊的距离，来调节导管的长度，导管内含有加强螺丝型导丝，柔韧性好，应用这种导管不易受皮下组织及气管软骨对导管的压迫而导致导管的变形，对肥胖患者气管壁起支撑作用，不易导致气管壁塌陷，以维持正常通气。

三、锥形套囊气管导管

锥形套囊气管导管是聚氨酯材料锥形套囊设计，结构是直径从近端到远端逐渐减少，套囊的直径和锥形角度能够根据患者不同大小的气管直径进行调节，契合不同气管的直径，套囊的尺寸在一定程度上也刚好符合气管的直径，中间部分没有褶皱和漏气通道，无损伤尖端的设计，低弹性套囊，软硬适度。应用锥形套囊气管导管能够确保针对不同形状和大小的气管都有好的封闭效果，可最大限度减少微量误吸，有效预防和降低 VAP 的发生，延缓 VAP 的发生时间，减少患者机械通气时间，缩短 ICU 住院时间，明显减轻患者身体和经济负担，值得临床推广。

四、喉返神经功能监测导管

甲状腺手术术中喉返神经损伤，可导致术后急慢性严重并发症如呼吸困难、窒息、声嘶、饮水呛咳等，严重危及患者生命、影响术后生活质量。喉返神经功能监测导管是指通过电刺激结构及功能完整的喉返神经，神经冲动沿喉返神经通路传导导致声带肌收缩，此机械活动已经记录电极转换后形成肌电图信号。从而判断喉返神经的结构、功能的完整性，以避免术中损伤神经尤其是相对细小、不易暴露且时有解剖变异的喉返神经。

五、显微喉镜导管

显微喉镜导管的导管柔软，无损伤，精确度高，内径和外径较小，常用于手术治疗喉部的疾病中，特别适用于声带无损伤、范围可控制、定位精确的声带良性占位病变。有研究表明，所有显微喉镜导管手术的患者在接受治疗后，喉部病灶均得到有效清除。

六、小儿导管

小儿的喉部成圆锥形，最狭窄处在环状软骨环。专门设计用于小儿气道的气管导管，采用超薄聚氨酯材料，高容低压及长度较短的套囊，深度标记线。与无套囊导管相比，微小套囊导管的喘鸣发生率相同，但再次插管的发生率明显降低。小儿气管导管的选择见表 1-8-1。

导管内经（mm）=4.0+年龄（岁）/4

导管内经（mm）=F/3

导管插入的深度（自门齿算起）：2 岁以下为 12cm；2 岁以上者为 12+年龄（岁）/2cm。

表 1-8-1 小儿气管导管的选择

年龄	内径/mm	外径（F）/mm
新生儿	3.0	12
6 个月	3.5	14

年龄	内径/mm	外径（F）/mm
1 岁	4.0	16
2 岁	4.5	18
4 岁	5.0	20
6 岁	5.5	22
8 岁	6.0	24
10 岁	6.5	26
12 岁	7.0	28

第二章

人工气道的固定方法

第一节 ● 口咽通气道的固定方法

一、胶带固定

准备两条长度为 25cm 左右的弹性柔棉胶带，一条胶带的一端固定于一侧面颊部，绕口咽通气道距门齿的外露部分一周，然后固定于同侧面颊部。另一条胶带以同样的方法固定于另一侧（图 2-1-1）。

二、寸带固定

一条长度为 50cm 左右的寸带，双套中间部分，在通气管外露距门齿高度的位置，打死结固定，剩余寸带一边长一边短，绕过脖颈，在一侧打结。松紧度以伸进一横指为宜。患者口腔分泌物较多时，可在口角寸带下方垫一块小纱布，经常更换，增加患者舒适度（图 2-1-2）。

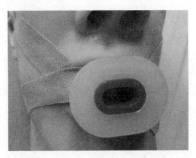

图 2-1-1　口咽通气道的胶带固定

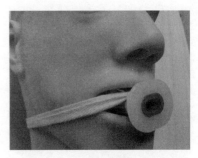

图 2-1-2　口咽通气道的寸带固定

第二节 • 鼻咽通气道的固定方法

一、胶带固定

准备两条长度为 25cm 左右的弹性柔棉胶带，一条胶带的一端固定于一侧面颊部，绕鼻咽通气道外口端一周，然后固定于同侧面颊部。另一条胶带以同样的方法固定于另一侧（图 2-2-1）。

二、寸带固定

一条长度 50cm 左右的寸带，双套中间部分，在通气管外露端打结固定，两端绕头一周，固定于一侧（图 2-2-2）。

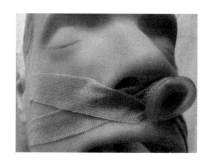
图 2-2-1　鼻咽通气道的胶带固定

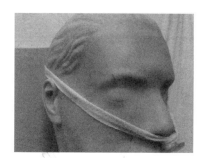
图 2-2-2　鼻咽通气道的寸带固定

第三节 • 气管插管的固定方法

一、经口插管的固定方法

1. 胶带固定

（1）工字型固定　撕取两条长度为 18～20cm 的弹性柔棉胶带，两边剪开，中间留 1cm，中间部分正对导管，撕开的上部分固定于上嘴唇，施加压力，使其更加牢固。撕开的另一侧缠绕导管固定，注意胶带末端反折小角，便于撕除。同样方法固定于下嘴唇（图 2-3-1）。

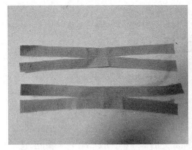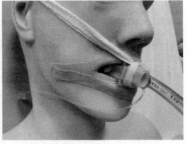

图 2-3-1　经口插管的工字型胶带固定

　　(2) Y 字型固定　撕取长度为 16～18cm 的弹性柔棉胶带，将胶带的分叉处粘贴于距离嘴角 1cm 处，撕开的上侧固定于上嘴唇，撕开的另一侧由下而上缠绕导管固定，注意胶带末端反折小角，便于撕除。再撕取同规格胶带，由对侧将撕开的上侧固定于上嘴唇，另一侧同样由下而上缠绕导管固定（图 2-3-2）。

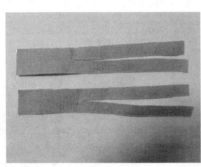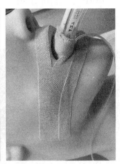

图 2-3-2　经口插管的 Y 字型胶带固定

　　(3) 环绕式固定　将长 30cm×1.5cm 的医用丝绸胶带粘在长 60cm×1.5cm 的医用丝绸胶带中间，两边各留取 15cm 黏性区域，组合宽胶带绕过患者颈后穿至经口气管插管前，保持颈部两端长短均匀，粘贴于患者颜面部，并对气管插管进行缠绕式固定（图 2-3-3）。

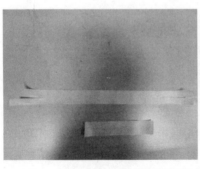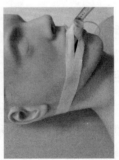

图 2-3-3　经口插管的环绕式胶带固定

2．寸带固定

使用寸带环绕头部，将经口气管插管进行固定，可以防止因面部被口腔分泌物沾湿而使胶带失去黏性。研究发现，在导管固定过程中去除牙垫，也能保证气管导管固定的稳定性。故去除牙垫与患者气管导管移位或脱出无直接因果关系。为了防止患者咬合气管导管，可以在气管插管过程中使用牙垫，但就一般情况来看，昏迷、无牙齿或牙齿缺失的患者无法将导管咬紧，所以进行导管固定时不必放置牙垫。与此同时，无牙垫更方便护理人员进行口腔护理。但为防止非计划性拔管，护士仍然需要加强观察，必要时使用约束工具（图2-3-4）。

3．气管插管固定器

将气管插管从自锁式气管插管固定器开口处穿过，将咬合板放入患者口中，从侧面拧紧锁扣螺帽，固定带环绕颈部一周后从固定器另一端小孔内穿入，最后扣紧尼龙搭扣。研究证实，固定器固定效果好，移位发生率较低，不会出现重度移位，操作简便，可减轻护理工作量，但价格较高（图2-3-5）。

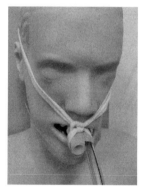 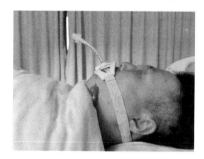

图 2-3-4　经口插管的寸带固定　　　　　图 2-3-5　气管插管固定器

4．联合固定

气管插管患者病情复杂多变，往往伴随多种并发症，同时面临多种面部压力性损伤等危险因素。因此将两种或两种以上的固定方法联合使用，使气管插管受到多重保护。虽然联合固定可以起到较好的固定效果，但采用的耗材较多、操作复杂、耗时耗力，过度固定还可能对患者造成损伤，因此只适用于较特殊的临床环境，如躁动、有拔管风险的患者（图2-3-6）。

5．牙垫辅助气管插管固定

（1）牙垫固定的优点及适用人群　将牙垫作为普通辅助工具，与气管插管同时固定，可以防止术后躁动或者对导管不耐受的气管插管患者发生咬管、吐管等行为，使气管插管挤压变形，导致人工气道堵塞及面部压力性损伤。适用于昏迷、术后躁动患者或并发神经功能障碍者（图2-3-7）。

（2）牙垫固定的缺点　牙垫作为普通辅助工具，与气管插管同时固定，容易造成口腔压疮，也增加患者口腔异物感，这些都可以导致清醒患者因不适而引起非计划性的自拔管。清醒患者适宜使用去除牙垫气管插管固定方式或改良牙垫来预防这一操作引起的口唇压力性损伤，减少不适感。改良牙垫降低牙垫对口腔黏膜的磨损，减少患者口腔异物感，增加患者舒适度。

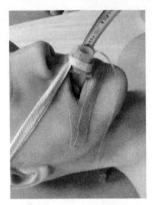

图2-3-6　联合固定

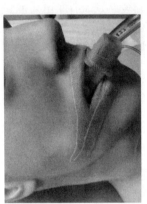

图2-3-7　牙垫固定

二、经鼻插管的固定方法

交叉固定法：取9cm×1.25cm的弹性柔棉胶带2条，分别缠绕导管两圈后，交叉固定于鼻部两侧。

第四节 • 喉罩通气道的固定方法

一、喉罩固定器固定法

喉罩置入成功后，先将固定管通道，滑入固定器中心孔内，从侧面拧紧螺帽，固定带环绕颈部一周，从固定器另一端小孔穿过，最后扣紧固定带。

二、胶带固定

两条弹性柔棉胶带用胶带四头固定法，固定在患者两侧面颊，喉罩固定于口腔正中位，用两条长胶带，十字交叉固定在喉罩恰当的门齿外露刻度处（图 2-4-1）。

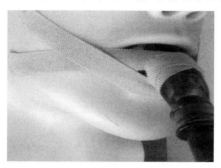

图 2-4-1 两条弹性柔棉胶带固定

第五节 • 喉管的固定方法

目前喉管的固定方法都是用胶带固定。

用牙垫卡住喉管，置于正中位，准备两条长度 25cm 左右的弹性柔棉胶带，一条胶带的一端固定于一侧面颊部，绕喉管外口端一周，然后固定于同侧面颊部。另一条胶带以同样的方法固定另一侧。

临床现在用喉管不多了，本文不做详细介绍。

第六节 • 盲插管的固定方法

一、胶带固定法

将牙垫与导管用胶带固定在一起后，用弹性柔棉胶带固定。取长度为 25cm 左右、宽为 2cm 左右的弹性柔棉胶带 2 条，胶带中间缠绕气管导管后分别固定于两侧脸颊部（图 2-6-1）。

二、寸带固定法

长约 100cm、宽 1cm 左右的寸带一条双折，长度调整适宜后，中间部分固定气管导管，从一侧耳后经头枕部至另一侧打结固定（参见图 2-3-4）。

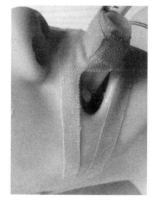

图 2-6-1 盲插管的胶带固定法

第七节 · 气管切开的固定方法

一、寸带固定法

将 2 根寸带,一长一短,分别系于套管两侧,将长的一端绕过颈后, 在颈部左侧或右侧打一死结或打手术结,注意松紧度适度,以一指的空隙为宜。此方法在临床使用中发现,因缚在颈部固定外套管的寸带勒压摩擦颈部皮肤,经常出现局部皮肤发红甚至糜烂(图 2-7-1)。

二、改良寸带固定法

将止血带(即静脉注射用的"扎脉带")套在纱带、系带外面固定气管切开套管,明显减少了皮肤发红、糜烂等并发症的发生率。固定气切套管的止血带每 7～10 天更换 1 次,可以有效减少护理并发症的发生。同时止血带还可以浸泡消毒,反复使用(图 2-7-2)。

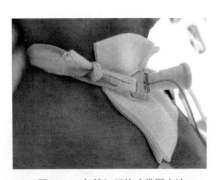

图 2-7-1　气管切开的寸带固定法

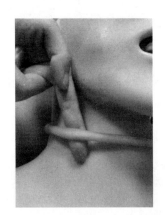

图 2-7-2　气管切开的改良寸带固定法

三、双层扁寸带单结固定法

长约 100cm、宽 1cm 左右的寸带一条,长度调整适宜,于套管一翼小孔内穿过寸带,将寸带对折,从患者颈后绕过,于套管另一翼小孔内穿过后,打死结或手术结固定。松紧度适宜,以一横指的空隙为宜(图 2-7-3)。

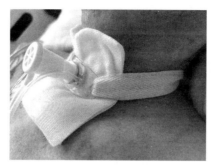

图 2-7-3　气管切开的双层扁寸带单结固定法

四、气切固定带固定法

用一根中间长 20cm、宽 3cm、厚 0.5cm，两头各长 10cm、宽 1.2cm 左右的吸水性好的纯棉固定带，各接魔术贴。两头分别穿过固定翼穿孔，往后颈粘贴固定（图 2-7-4）。

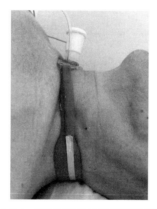

图 2-7-4　气管切开的气切固定带固定法

第三章

气道湿化

第一节 · 气道湿化定义及相关概念

一、气道湿化的定义

气道湿化是指应用湿化器或其他装置将溶液分散成极细微粒，以增加吸入气体中的温湿度，使呼吸道和肺部能吸入含足够水分、适当温度的气体，以达到湿化气道黏膜、保持纤毛运动、稀释痰液和廓清功能的一种物理疗法。

二、相关概念

湿度（humidity，H）用于描述特定容积气体内所含有的水蒸气的质量，常用单位为 mg/L。

绝对湿度（absolute humidity，AH）指特定温度及压力下单位容积气体内所含有的水蒸气质量，单位为 mg/L。

饱和湿度（saturation humidity，SH）指如果气体处于水蒸气饱和状态，其大小随温度增加而增加。

相对湿度（relative humidity，RH）指气体中所含有的水蒸气与饱和湿度的比值，单位为%。

露点（dew point）温度指随着气体温度降低，水蒸气凝结成液态水时的温度。

等温饱和界面（isothermic saturation boundary，ISB）指正常健康的生理气道将吸入的气体加湿加温达到 37℃，并被水蒸气饱和（相对湿度 100%）时的状态。

气体处于露点温度时，水蒸气呈饱和状态，相对湿度为 100%。空气在 37℃、

760mmHg 大气压下，水蒸气饱和情况下，水蒸气分压为 47mmHg，绝对湿度为 43.8mg/L，相对湿度为 100%。相同容量气体如果水蒸气饱和度为 50%，那么水蒸气分压为 23.5mmHg，绝对湿度为 21.9mg/L，相对湿度为 50%。

第二节 • 气道湿化的重要性及湿化不当的危害

一、气道湿化的重要性

上呼吸道从鼻延伸到主支气管。气体进入鼻腔，鼻腔内丰富的毛细血管网及潮湿的黏膜可将吸入气体加温到 30~34℃，相对湿度可达 90%。气体到达隆突时，可接近体温 37℃，相对湿度达 95%以上。气体到达肺泡时温度可达到 37℃，相对湿度100%。呼气时，气体因丧失了携带水蒸气的能力而出现冷凝水，一部分水分和能量会重新吸收到机体，正常成人在这个过程中每天丢失 250~300mL 水分，气管切开患者每天丢失的水分可达到 800mL 以上。

当气管切开或者气管插管后，患者主要是通过人工气道进行呼吸，无法对气体进行过滤、加温、加湿，进而会引起黏膜干燥，容易结痂导致呼吸道阻塞，肺部感染率也随着气道湿化程度的降低而升高。

良好的气道湿化可保持呼吸道通畅、促进纤毛运动、减少肺部感染、改善患者缺氧和通气状况、减少吸痰次数，降低交叉感染率。因此做好人工气道的护理工作，让患者能够吸入温度和湿度都较合适的气体，是气管切开术后护理的重要环节。

二、湿化不当的危害

① 干冷气体直接进入下呼吸道，可损伤气道黏膜上皮细胞，黏膜黏液分泌和纤毛活动受影响，气道自净能力降低或消失。干冷气体吸入 3h，细胞形态异常可达50%；干冷气体吸入 10h，纤毛受损可达 100%。

② 影响咳嗽功能。

③ 气道失水增多（800mL/d），分泌物易变黏稠，形成痰栓堵塞气道，影响通气功能。

④ 肺泡表面活性物质受到破坏，肺顺应性下降，引起或加重炎症、缺氧。

⑤ 易诱发支气管痉挛。

⑥ 临床表现包括痰液清除障碍、黏液栓、肺不张、呼吸功增加、低体温以及低氧血症等。

第三节 · 气道湿化目标及类型

一、不同氧疗方式时湿化目标的异同

合适的加温加湿有助于维持纤毛运输系统的正常功能。氧疗时的湿化目标取决于气体进入的位置。

1．普通氧疗

① 面罩、鼻塞吸氧时，湿化目标为湿化至空气状态：温度 22℃，相对湿度 50%；绝对湿度 10mg/L。

② 使用咽部鼻导管、鼻咽/口咽通气道等氧疗方式时，湿化目标为：温度 29～32℃，相对湿度 95%，绝对湿度 28～34mg/L。

2．有创通气

湿化目标为：温度 32～37℃，相对湿度 100%，绝对湿度 36～40mg/L。对于有创通气患者，均应采用湿化装置。

3．无创通气

无创通气时由于气体流速高、漏气等因素，常规的生理湿化存在不足，湿化目标应高于普通氧疗湿化水平。研究显示，宜采用主动湿化，可改善无创通气患者依从性及舒适性，不建议使用被动湿化。

二、气道湿化类型

临床上常用的气道湿化方法应针对患者的不同情况灵活应用，合理维持气道湿化，减少并发症的发生。具体包括以下几种。

1．主动加热型湿化器

主动加热湿化器又称加温型湿化器，是连接呼吸机的呼吸回路中，通过物理加热方法，将无菌水加热，产生水蒸气，与吸入的干冷气体混合，达到对患者吸入气体进行加温、加湿的目的，是呼吸机中湿化系统的重要组成部分。可分为两大类。

（1）非伺服控制型湿化器 也称简单型湿化器，见图 3-3-1。特点：只有加热底盘；不带呼吸管路加热导丝和呼吸管路温度传感器；需根据实际情况人工调节加热档位。

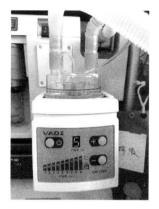

图 3-3-1 非伺服控制型湿化器

目标设定：一般通过湿化器档位调节，可参考表 3-3-1。

表 3-3-1 加热湿化器档位与温度调节

名称	项目	管路前置短管温度/℃	湿化罐底盘温度/℃
档位	1～4 档	23～28	45
	5～7 档	28～31	60
	8～9 档	>35	70
指示灯	1 灯亮	25～26	45
	2 灯亮	30～33	60
	3 灯亮	>37	70

（2）伺服控制型湿化器 也称高级型湿化器，见图 3-3-2。特点：有加热底盘，在呼吸管路内装有加热导丝和呼吸管路温度传感器，通过监测湿化罐和 Y 型管处的温度进行反馈调节，有动态温度显示，能为患者提供温度 37℃、相对湿度 100%、绝对湿度 44mg/L 的湿化气体。含加热导丝的伺服型温湿化器是长期机械通气患者（机械通气时间大于 96h）的首选。在添加湿化液次数、倾倒冷凝水次数、管道护理次数及管道使用时间等几方面，采用一次性带加热丝呼吸回路温湿化效

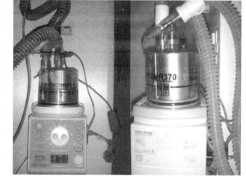

图 3-3-2 伺服控制型湿化器

果更好，并且能节约护理成本。同时，加热湿化器能够使输送气体达到接近肺部通

气要求生理性的等温饱和界面。

2．级联式湿化器

级联式湿化器（图3-3-3）是将气体从加热的湿化罐的水面下通过而进行湿化。该湿化器的原理是气流进入水中后形成许多细小泡沫，当气泡升到水面上时，由于水分蒸发而增加气泡的含水量。但是，此种湿化器会相应地增加气道阻力，气管插管和自主呼吸的患者不推荐使用。

3．掠过式湿化器

掠过式湿化器（图3-3-4）是将气体直接在水面上掠过而进行湿化。掠过式湿化器较级联式湿化器而言具有较低的气道阻力，高流量气体供应时可维持其饱和度等优势，在临床上广为应用。

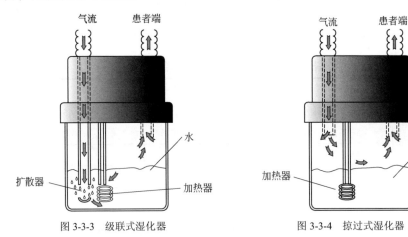

图 3-3-3 级联式湿化器   图 3-3-4 掠过式湿化器

4．膜式湿化器

膜式湿化器（图3-3-5）是利用一层疏水膜将气体和水分隔开，水蒸气可以很容易地通过这层膜，而液态水和病原体不能通过，这属于掠过式湿化器的一种。首先，该种湿化装置与气泡式湿化器相比，在较高的气体流量下依旧能够提供较高的湿度；其次，因气流不会经过水下，不会造成呼吸管路阻力的增加，且该湿化装置不会产生小液滴，也能降低交叉感染的风险。

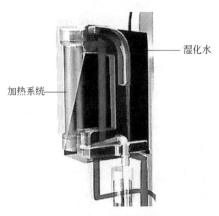

图 3-3-5 膜式湿化器

5．温湿交换器

温湿交换器（heat and moisture exchanger，HME）即热湿交换器，也称人工鼻（图3-3-6），是模仿骆驼鼻子和细孔网纱结构研制而成的。其内部采用热传导性良好的材质，外罩采用热传导性差的材质。它的原理是模拟人体湿化系统机制，将呼出气体的热量和水分回收后对吸入气体进行加温、加湿，优点是能保证适度湿化、有效加温并充分滤过，维持气道纤毛系统功能，保持温度和湿度恒定。目前应用较为广泛，因其操作简单、使用方便、价格便宜、湿化效果理想、无继发感染的风险及使用后无需消毒等特点，广泛受到医务人员的青睐。

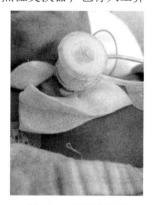

图 3-3-6　温湿交换器

有研究表明，机械通气患者采用人工鼻联合持续气道湿化技术，保证了人工气道的湿化效果，有利于预防并发症的发生，有效降低医院感染的发生率。人工鼻是利用患者呼出气体中的热量和水分来加温湿化下次吸入的气体，并不能额外提供热量和水分，因此当患者由于各种原因引起呼出气体湿度下降如脱水、体温较高或较低、气道分泌物多或黏稠等情况时，人工鼻的湿化效果不佳。另因人工鼻存在一定的无效腔，所以对于呼出潮气量低于吸入潮气量70%者、自主每分通气量过高或过低者，可能会导致患者气道湿化不充分和气道阻力明显增加，因此存在上述情况时不适合使用人工鼻。疏水型人工鼻的材质相较于化学棉材质及聚丙烯纤维材质价格便宜，所以美国呼吸治疗协会推荐可以在短期手术中使用，不推荐在长期机械通气中使用。

有学者对气管切开患者人工鼻最佳更换时间探讨，认为每3天更换1次对于气管切开患者并未造成负性影响，反而可以使有限的医疗卫生资源得到充分、有效的使用。2013年VAP诊断、预防和治疗指南中对于人工鼻的更换时间推荐：对于气管切开患者若使用人工鼻，每5～7天更换1次，当人工鼻受污、气道阻力增加时应及时更换。

6．气道灌洗法

此法多用于有大量黏液或脓痰时，能够刺激气管。在患者吸气时，将10mL生理盐水注入气管套管内，保留15s，吸出。因在气道湿化后，有一较长的时间气道处于刺激状态，即湿化药物刺激会使这一时间段的气道痉挛、痰液干结、剧烈咳嗽、反射性心率和呼吸增快，而产生恶性循环。注入的气道灌洗湿化液并不可能使干结的痰液立即稀释，不易被吸出，也不易被一次吸尽；湿化后脱落的痰液可能会沿着气切套管进入患者气管内，增加了肺部感染的机会。因此临床上不推荐使用此方法。

7. 雾化湿化法

按照雾化器的不同分为超声雾化、压缩雾化和射流雾化等，是临床应用较久的湿化方法。与持续湿化相比，雾化湿化主要采用小剂量、间歇性进行短时间的湿化，从而达到降低患者肺部感染的概率。有学者研究表明，人工气道患者的气道湿化方法采用小剂量的氧气持续雾化，可以减少患者肺部感染的发生率。但雾化湿化不能给吸入的气体加温，达不到患者吸入气体温度要求，有时候也会因为时间太短而湿化效果不明显，或者湿化时间过长而导致患者缺氧等。

8. 文丘里氧疗温湿化系统

文丘里空气、氧气混合阀利用氧射流产生的负压，从侧孔带入一定量的空气，以稀释氧气，达到所要求的 FiO_2。本装置充分湿化的气流大，可以较好地满足患者的吸气流速，且吸入的氧浓度是恒定的。

文丘里联合呼吸机加温加湿器，通过呼吸机管路给患者提供高流量的气流能完全满足所有吸入气流的需要气体流量，并且调节适当，可供给持久和正确的吸氧浓度。目前临床上气管切开脱机患者的常用湿化方法只是满足了加湿的生理需要，而文丘里氧疗温湿化系统则满足了加温加湿的生理要求，有效减少了患者气道水分的丢失，有利于气道分泌物的排出，保证气道通畅，对稀释及排出痰液有着积极作用。当氧气得到加温后，会增加其弥散力，使得氧气可以在患者肺泡内进行有效的交换，能够保证有效的供氧量，改善通气功能和纠正低氧血症。

综上所述，文丘里氧疗温湿化系统可提高气管切开术后脱机患者湿化效果，保证患者的氧疗效果，减少痰痂形成，满足呼吸生理需求，增加患者的舒适度，值得临床使用。

9. 气管切开面罩

气管切开面罩由四部分组成，即气切面罩、抗折供氧管、小药杯和延长管。使用时，在氧气湿化罐中加入适量灭菌注射用水，连接好供氧装置后即可开始供氧，一般氧气流量为 $4\sim6L/min$，气管切开面罩可完全与颈部吻合，呼出气体的水分和温度可以保留在气管切开面罩中，有效保持气道湿化，且面罩侧孔可以保证呼出气体的排出，防止二氧化碳潴留。气管切开面罩每周更换一次，可以大大降低护理工作量及患者的住院费用。

10. 高流量氧疗

近年来高流量湿化氧疗（图 3-3-7）技术被广泛应用于阻塞性肺疾病、肺间质纤维化、呼吸衰竭等呼吸系统疾病的治疗中。相关研究显示高流量加温加湿氧气，可以提供 21%~100% 的恒定氧浓度，最高可以达到 60L/min 的流量。高流量通过提供恒定的吸氧浓度的同时，对吸入的氧气加温、加湿，加强了气道湿化，减少痰痂形成。加温湿化的气体，具有冲刷咽部无效腔、减少气道阻力、增加呼气末肺通气和正压通气等一系列生理特点。在改善氧合的情况下，最大限度地减少了二氧化碳的吸收，减少患者痛苦，缩短患者住院时间。

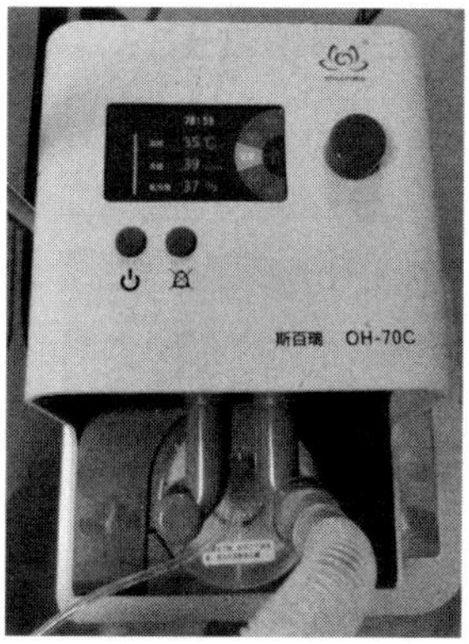

11. 空气的湿化

图 3-3-7 高流量湿化氧疗

气道湿化与周围外界环境空气温度和湿度密切相关。目前普遍认为，室温应达到 20~22℃、相对湿度 60%~70%，若室温过高、相对湿度过低，会出现痰干不易咳出，病房可使用加湿器进行加湿，也可应用拖地、洒水的方式保持空气湿润。

气管内注液法、持续微量泵湿化法、湿纱布覆盖法，这三种方法操作复杂，效果不明显，不良反应多，存在较大争议，临床已不推荐使用。

第四节 • 湿化液的选择

湿化液的选择需遵循一定原则，既要充分保证气道湿化，又不至于湿化过度，同时还需对气道壁和肺黏膜的刺激性小。

一、临床中常见湿化液

1. 灭菌注射用水

灭菌注射用水为低渗液体，通过湿化吸入，为气管黏膜补充水分，保持黏膜纤毛系统的正常功能。主要用于呼吸道分泌物黏稠、呼吸道失水多及高热、脱水患者。

（1）优点　具有较强的痰液稀释作用，有利于痰液稀释、排出。灭菌注射用水不含任何杂质，作为呼吸机常规呼吸道湿化液被大力推广。

（2）缺点　对呼吸道的刺激较大。若用量过多，可造成气管黏膜细胞水肿，增加呼吸道阻力。有学者认为，长时间应用灭菌注射用水，可引起湿化过度现象，造成细小支气管黏膜表面黏液的产生大于肺及气管对液体的清除能力，从而对气体和呼吸道黏膜之间的接触造成不良影响，使氧分压下降，所以在使用灭菌注射用水作为湿化液时要避免湿化过度。

2．不同浓度的氯化钠溶液

0.45%氯化钠溶液与 0.9%氯化钠溶液是传统常用的气道湿化液。但研究表明，0.9%氯化钠溶液进入呼吸道后水分蒸发，成为高渗溶液，痰液脱水变稠而不易咳出，甚至形成痰痂、痰栓，使呼吸道防御功能减弱、气道湿化程度降低，从而增加肺部感染的风险。0.45%氯化钠溶液为低渗溶液，水分蒸发以后，留在呼吸道内的水分渗透压符合生理需要，痰液不易黏稠，不易引起痰痂，容易咳出，减少了肺部感染的发生率。

3．碳酸氢钠

作为偏碱性溶液，碳酸氢钠溶液能够形成碱性环境，从而达到软化痰痂、稀释痰液的作用。在痰液黏稠度转化时间方面，用 1.25%碳酸氢钠作湿化液明显优于生理盐水作湿化液。有文献报道，用 1.25%碳酸氢钠与生理盐水持续气道湿化作对比研究，结果显示，1.25%碳酸氢钠对肺部真菌感染明显低于生理盐水。

二、湿化液的联合使用

早在 19 世纪 80 年代，国外就已经有学者提出氨溴索气道内给药的方式，我国《新编药物学（第 17 版)》中也已经肯定了氨溴索气道内给药的用法。相比传统的静脉给药，氨溴索气管内给药由靶器官肺脏直接吸收。

有研究者用这 4 种湿化液在大鼠身上试验，比较不同气道湿化液的湿化效果，表明 0.9%氯化钠溶液加氨溴索的湿化效果较好，是理想的气道湿化液。有学者认为氨溴索联合 0.45%氯化钠溶液的湿化效果好，优于单独使用 0.45%氯化钠溶液。另有研究表明，0.45%氯化钠溶液加 5%碳酸氢钠溶液加氨溴索的湿化液持续泵入湿化效果好，因为碳酸氢钠可软化痰痂、改变呼吸道 pH 值、防止真菌感染，并且与氨溴索有协同作用，稀释痰液，促进排痰，降低呼吸道感染的概率。

多项研究证实，联合使用气道湿化液的湿化效果优于单独使用湿化液，但对于何种联合湿化液的湿化效果更佳，还没有一个统一的共识，需要医护人员根据患者的实际情况来选择适合患者的湿化液。医护人员在气道湿化时选用氨溴索的剂量不能单纯依靠主观经验或个人判断，应根据患者的病情状况及痰液性状来选择。

值得注意的是，不推荐以静脉制剂代替雾化吸入制剂使用。静脉制剂中常含有酚、亚硝酸盐等防腐剂，吸入后可诱发哮喘发作。而且非雾化制剂的药物无法达到有效雾化颗粒要求，无法经呼吸道清除，可能沉积在肺部，从而增加肺部感染的发生率。

第五节 · 效果评价

气道湿化效果的评估主要包括两方面。一方面是温湿度测量，包括吸入气体温湿度测量、气管内气体温湿度测量及呼出气体温湿度测量。另一方面是临床效果评估，包括分泌物性状评估、每日吸痰次数、每日痰液量的评估。湿化装置使用后应当记录每日通过湿化器消耗的液体量，并根据患者的自主症状和一些可监测的指标变化来判定湿化效果。

目前评价湿化效果的指标主要通过患者气道分泌物的黏稠度与主客观观察指标来评价，临床上比较认可的湿化效果的判断有两种。

一、痰液黏稠度判断标准

将痰液黏稠分三度，见表 3-5-1。

表 3-5-1　痰液黏稠度评价标准（Suzukawa 3 级标准）

痰液黏稠度	Ⅰ度（稀薄）	Ⅱ度（中度黏稠）	Ⅲ度（重度黏稠）
痰液性状	稀痰	较Ⅰ度黏稠	明显黏稠
痰液颜色	米汤或白色泡沫状	白色或黄白色黏痰	黄色伴血丝痰、血痰
能否咳出	易咳出	用力咳	不易咳出
吸痰后玻璃头内壁痰液带滞留情况	无	易被冲净	大量滞留，不易冲洗，吸痰管常因负压过大而塌陷

二、湿化程度评定标准

1. 正常表现

痰液稀薄能顺利吸引或咳出，导管内无痰栓，听诊无干鸣音或大量痰鸣音，呼吸通畅，患者安静。

2. 湿化过度的表现

① 细胞脱落。

② 黏膜溃疡。

③ 气道损伤后反应性充血。

④ 最终导致黏膜纤毛清除功能受损，小气道塌陷，肺不张。

3. 湿化不足的表现

① 破坏气道纤毛和黏液腺。
② 假复层柱状上皮和立方上皮的破坏和扁平化基膜破坏。
③ 气管、支气管黏膜细胞膜和细胞质变性细胞脱落。
④ 黏膜溃疡。
⑤ 气道损伤后反应性充血。
⑥ 最终导致黏膜纤毛清除功能受损，小气道塌陷，肺不张。

三、氧疗效果

血氧饱和度是评价机体是否缺氧的重要指标，监测血氧饱和度、血气分析可对机体的氧合及血红蛋白携氧能力进行估计，通过吸痰前后血氧饱和度的变化来评价气道湿化的效果。

四、患者舒适度

患者睡眠质量、呼吸道的舒适度、症状改善情况跟湿化效果有直接关系，在气道护理中应多关注患者自身满意度，利用整体性结合的观察指标判断湿化效果。

第六节 • 气道湿化的并发症

1. 湿化不足和过度

湿化不足可导致痰栓形成，从而引起气道阻力增加、气道陷闭和低通气。湿化过度可使气道阻力增加，水滞留，增加心脏负担，还可使肺泡表面活性物质遭受损害，引起肺泡萎缩或肺顺应性下降。

2. 湿化温度过高或过低

吸入气体温度低于30℃，可引起支气管上皮细胞纤毛运动减弱，气道过敏者易诱发哮喘发作。

吸入气体温度高于40℃，也可使支气管黏膜纤毛活动减弱或消失，气道烧灼。临床表现为发热、出汗、呼吸急促，严重者可出现高热。

3．交叉感染

湿化器污染是医院内交叉感染的重要途径之一。感染源来自病房空气、湿化用具、患者（包括本人和其他患者）、医护人员的交叉接触、湿化器具消毒不彻底。患者本人口、鼻、咽喉部有许多寄生菌，在湿化过程中可与湿化液一道以微粒方式吸入下呼吸道和肺泡，导致肺部细菌感染。所以在气道湿化护理中要严格遵守医院感染控制制度。

4．窒息

黏稠分泌物湿化后可以膨胀，如不及时咳出或吸出，可进一步加重气道狭窄或阻塞，增加气道阻力甚至引起窒息。

5．其他

贮水瓶中积水倒流入患者的气道；加热"主流式"湿化器故障，有触电的危险；连接管脱开造成漏气或连接管扭曲造成低通气等。

做好人工气道患者的护理工作，让其能够吸入温度和湿度都较合适的气体，减少呼吸道阻塞和肺部感染的发生尤为重要。了解各种气道湿化方法的特点、优势，选择合适有效的湿化疗法以提高临床疗效，降低并发症。

第四章

呼吸机相关性肺炎

第一节 ● 概述及背景

呼吸机相关性肺炎（ventilator associated pneumonia，VAP）是重症监护室（intensive care unit，ICU）内机械通气患者最常见的感染性疾病之一；指气管插管或气管切开的患者在接受机械通气 48h 后发生的肺实质感染。撤机、拔管 48h 内出现的肺炎，仍属于 VAP。

一、定义

根据 VAP 的发病时间，可将 VAP 分为早发性 VAP 和晚发性 VAP。早发性 VAP 即气管插管或人工气道建立＜5 天发生者，多与对抗生素敏感的口咽部定植菌（包括苯唑西林敏感金黄色葡萄球菌、嗜血流感杆菌、肺炎链球菌）误吸和气管插管时这些细菌被引入下呼吸道有关。晚发性 VAP 即气管插管或人工气道建立≥5 天后发生者，多与咽部或胃、十二指肠定植菌的吸入有关，且致病菌多为耐药菌，包括耐药金黄色葡萄球菌、铜绿假单胞菌和不动杆菌属等。

二、发病机制及流行病学

在进行机械通气时，气管插管可直接损伤咽喉部，由于跨越了咽喉部这一重要的屏障，气道的自然防御功能受到破坏，同时还削弱了纤毛系统清除细菌的能力，抑制了咳嗽机制，因而易导致下呼吸道感染。机械通气时，患者口咽部定植菌是并发肺部感染的主要病原菌来源之一。

国内相关研究表明，VAP 发病率高达 43%，致死率则达到 51%，而 VAP 的发生与患者本身的基础疾病、抗生素的使用、病原菌来源等多种因素均有密切关系，VAP 的主要病原菌为革兰氏阴性菌，胃液、口咽分泌物、气管导管气囊、冷凝水均能成为病原菌的主要传播途径。

三、护理要点

医护人员不严格执行感染控制措施、无菌技术操作不严、病房环境消毒不彻底等很容易引起外源性 VAP。吸氧管道、湿化器与雾化器、呼吸活瓣与呼吸机管道等呼吸器械消毒不严密，均可以成为致病菌的来源及传播途径。另外，医务人员手卫生意识差，气道护理等操作不规范也是患者交叉感染的重要因素。

第二节 • 诊断

VAP 临床诊断困难，目前仍存在较大争议。活检肺组织培养是 VAP 诊断的"金标准"，但临床取材困难，有创检查可行性差，目前主要用于死后病因诊断。根据现有研究证明，VAP 的诊断主要依据临床表现、影像学改变和病原学诊断综合判定。

一、临床表现

（1）使用呼吸机 48h 后发病。
（2）与机械通气前胸部 X 线片比较出现肺内浸润阴影或显示新的炎性病变。
（3）肺部实变体征和（或）肺部听诊，可闻及湿啰音，并具有下列条件之一者：
① 白细胞计数 $>10 \times 10^9/L$ 或 $<4 \times 10^9/L$，伴或不伴核转移；
② 发热，体温 $>37.5\,^{\circ}\text{C}$，呼吸道出现大量脓性分泌物；
③ 起病后从支气管分泌物中分离到新的病原菌。
需排除急性呼吸窘迫综合征、肺水肿、肺结核、肺栓塞等肺部疾病。

二、临床评估

可参考临床肺部感染评分（CPIS）（表 4-2-1），能对 VAP 的诊断量化，有助于临床诊断 VAP。当 CPIS 评分≥6 分时考虑肺炎。

表 4-2-1　肺部感染评分（CPIS）

CPIS points	0 分	1 分	2 分
体温（12h，平均值）/℃	36～38	38～39	<36 或>39
WBC（×10^9/L）	4～11	11～17	<4 或>17
气体交换指数（PaO$_2$/FiO$_2$）/kPa	>33		≤33
分泌物（24h 吸出物性状数量）	无痰或少许	中至大量，非脓性	中至大量，脓性
胸部 X 线片浸润	无	斑片状	局部融合病灶
微生物性检查	阴性	阳性	阳性

三、微生物学诊断标本的留取

微生物学诊断标本包括呼吸道、血液及胸腔积液。

呼吸道标本主要包括痰液（气道吸引物）、支气管肺泡灌洗液和肺组织。标本应尽可能先进行涂片镜检（如革兰氏染色、抗酸染色，必要时行氢氧化钾浮载剂镜检、六胺银染色等），再做培养、抗原及核酸定量等检测。

VAP 的临床表现缺乏特异性，早期获得病原学检查结果对 VAP 的诊断和治疗具有重要意义。呼吸道标本可通过非侵入性或侵入性方法获得。

① 非侵入性方法：指经咳痰、鼻咽拭子、鼻咽吸引物或气管导管内吸引。

② 侵入性方法：指经支气管镜留取下呼吸道标本、经支气管镜或经皮肺穿刺活检留取组织标本等。与非侵入性标本半定量培养比，气道分泌物定量培养技术要求高，不一定能改变预后。

对于 VAP 患者，由于人工气道提供了有利条件，除了常规经气管导管吸取呼吸道分泌物涂片和半定量培养外，可通过侵入性方法采集标本，以明确病原菌。每周 2 次的气道分泌物培养有助于预测 VAP 的病原学；若定量培养结果已转为阴性，有助于判断是否需要及时停用抗菌药物。

四、气道分泌物涂片检查

气道分泌物定量培养需要 48～72h，耗时较长，不利于 VAP 的早期诊断与指导初始抗菌药物的选择。分泌物涂片检查（革兰氏染色法）则是一种快速的检测方法，可在接诊的第一时间初步区分革兰氏阳性菌、革兰氏阴性菌和真菌。对于 VAP 患者，经气管导管吸引分泌物涂片革兰氏染色，每个高倍镜视野检出≥2%的白细胞有微生物吞噬现象对病原学诊断有一定的参考价值，可作为初始经验性抗感染治疗依据。

五、血培养

血培养是诊断菌血症的重要方法。从同一穿刺点采集的血液标本分别注入需氧和厌氧培养瓶，每瓶采血量为 8～10mL。为提高阳性率，采血应在寒战或发热初起时进行，抗菌药物应用之前采集最佳。

六、胸腔积液培养

VAP 合并胸腔积液时，可行胸膜腔穿刺抽液送常规、生化、涂片、培养等检测。胸腔积液培养阳性有助于明确病原学诊断，标本来源于胸腔穿刺术或首次置管时结果更可靠；而由已留置的胸管直接抽取时则需谨慎解读其结果，注意污染的可能。

第三节 · 预防

一、呼吸机回路的更换

机械通气使呼吸机管路与患者呼吸道形成闭式环路，在进行吸痰操作时，管路易受到环境污染，而定植于肺内的细菌在患者呼吸、咳嗽过程中会污染呼吸机管路。因此，这个潮湿又相对密闭的环境是细菌定植、移行的重要部位。

管路更换的时间一直是国内外学者研究的热点，国内外关于呼吸机管路更换期限研究差异较大。国外学者就机械通气患者呼吸机管路更换时间的研究结果趋向于30 天更换 1 次，而国内学者趋向于 7 天更换 1 次，感染严重患者视情况增加更换的次数，如有明显污染应及时更换。

频繁翻动患者和更换呼吸机管路时，容易将管道、回路管道上的冷凝水（细菌浓度极高）倒流入气道。因此在呼吸机管道回路更换过程中，积水杯应始终处于低垂位，同时注意倾倒集水瓶中的冷凝水，当冷凝水大于 1/2 集水杯容积时应及时给予清除。在倾倒和排放冷凝水的过程中要注意无菌操作，避免病原菌在患者之间传播、定植，减少交叉感染，更换管路后要及时洗手。

二、呼吸机管路清洁与消毒

机械通气期间呼吸机管路、附件等一旦被污染，就成为导致 VAP 的危险因素之一。因此，有效清洗消毒呼吸机管路，对于降低 VAP 发病率有重要意义。

呼吸机管路清洗消毒主要包括热力机械清洗消毒法、压力蒸汽灭菌法、环氧乙烷气体灭菌法、化学消毒和浸泡法、物理过滤法等，由于呼吸机管路各部件的材质和特性不同，使用的消毒方法各有差异。

近几年多项研究证明，供应室全自动集中清洗呼吸机管路利于降低呼吸机相关性肺炎发生率。而科室分散清洗多为先用多酶清洗剂进行浸泡，再使用刷子刷洗，而后用流动水冲洗，冲洗后的管路放入含氯消毒液中，使管路全部浸没，并使管路内充满消毒液，加盖浸泡消毒后用清水冲洗，再悬挂晾干。在悬挂晾干过程中很容易造成管路污染，且含氯消毒剂腐蚀性较强，经常采用该种消毒法，呼吸管路会泛黄且变硬，在管路口及管路的不同部分均会出现裂口，导致漏气，无法正常使用。

全自动清洗消毒集中处理呼吸机管路能达到彻底清洁、消毒灭菌的作用。应用过程中不需要使用过量的消毒液或者有毒气体等，从而降低操作人员职业暴露的风险，并减少对外界环境的污染，且严格按照程序进行清洗、消毒、干燥，避免了人为操作时的主观性，护士操作直接消耗时间最短，从而节省人力资源。

科学技术的飞速发展使一次性呼吸机管路应运而生，避免了清洗消毒这一环节，能有效降低医院感染发生率；但其成本较高，增加患者经济负担。多项研究建议有条件的大中型医院应优选热力清洗消毒，由供应室全自动集中清洗消毒呼吸机管路。

三、细菌过滤器的应用

通过呼吸机排出的气体含有大量致病菌，极易造成院内交叉感染。在呼吸机呼出端安装细菌过滤器（图 4-3-1）能较好地避免此类问题。细菌过滤器常放置在吸气管路端和呼气管路端。放置在吸气管路端可防止呼吸机送出气体内的病原体进入患者气道。放置在呼气管路端可防止患者呼出气体中所含病原体污染呼吸机，预防各种致病菌排入病室内而造成患者之间的交叉感染。对于特殊感染及传染病患者建议在吸气端和呼气端均使用细菌过滤器。

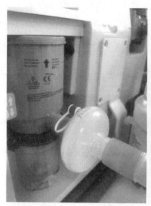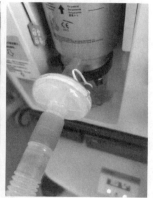

图 4-3-1 细菌过滤器

但应用细菌过滤器也存在一定弊端，可能会增加气道阻力和无效腔。现在临床会利用空气消毒设备，能较好地处理室内污染空气，故机械通气患者不常规使用细菌过滤器。如呼吸机雾化吸入等因素造成一次性细菌过滤器积水，导致机械通气的阻力增加，影响患者有效通气，出现氧合下降等情况，需要立即更换细菌过滤器，以免造成意外。

四、湿化器类型的选择

（1）主动湿化　以物理加热的方法为干燥气体提供适当的温度和充分的湿度。如呼吸机加温加湿器（图 4-3-2）。

（2）被动湿化　是模拟人体解剖湿化系统而制造的替代性装置，它收集并利用呼出气中的热量和水分以温热和湿化吸入的气体，为被动湿化方式（图 4-3-3）。

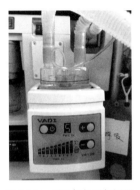

图 4-3-2　呼吸机加温加湿器

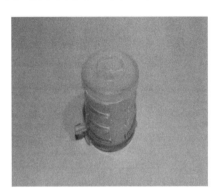

图 4-3-3　被动湿化器

五、吸痰装置及更换频率

吸痰是呼吸机辅助通气患者预防肺部感染、清理呼吸道分泌物的关键护理操作。有实验证明，开放式吸痰与密闭式吸痰方法相比，密闭式吸痰装置因其不影响患者与呼吸机管路的连接，可维持呼气末正压和减少对周围环境的污染，降低患者细菌感染率，延迟 VAP 发生时间，缩短机械通气时间，临床上应用日渐增多。

推荐：除非破损或污染，机械通气患者的密闭式吸痰装置无须每日更换。使用新型气管导管材料，机械通气时加湿加温的气体、呼吸道分泌物的吸引和清除均经过气管导管，给细菌在气管导管内表面的定植和形成细菌生物被膜（bacterial biofilm，BF）提供了适宜的环境，而且呼吸道分泌的黏多糖可作为细菌的营养物质，利于 BF 的形成。气管导管内 BF 的形成在机械通气患者肺炎复发中起重要作用。涂银气管导管可显著降低气管导管腔内和肺组织内细菌寄殖数量，而更换气管导管则直接移除了感染源。

六、声门下分泌物引流技术

声门下分泌物引流又称气囊上滞留物引流（图4-3-4），是指通过应用附带于气管导管壁内的引流管对气囊上滞留物进行持续或间断负压引流的操作技术。声门下分泌物引流是预防 VAP 的重要措施之一。

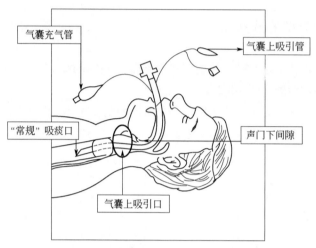

图 4-3-4　声门下分泌物引流

声门下分泌物引流根据不同的吸引方式，分为持续声门下吸引与间断声门下吸引。

① 持续声门下吸引是采用负压吸引装置对气管导管球囊上方分泌物进行持续性引流，优点是引流充分，缺点是易出现局部黏膜干燥、出血、影响局部血供等并发症。

② 间断声门下吸引则间断进行分泌物的引流，连接方法有 10mL 注射器手动抽吸、间歇负压吸引泵吸引或间断中心负压吸引三种。如患者分泌物较多时则不能保证充分引流，会增加感染发生率。

气管插管或气管切开时外界的细菌可以绕过宿主上呼吸道防御系统，同时削弱呼吸道纤毛清除系统功能以及咳嗽机制，易引起下呼吸道感染。所以，准确判断气管切开的时机对患者的预后是非常重要的。

七、体位管理

1. 抬高床头

目前对患者床头抬高角度仍存在争议。多数研究围绕床头抬高 30°～45° 开展，但临床上床头抬高 45° 很难做到。对比临床常见的关于体位的研究实验，床头抬高≥30° 可推荐为机械通气患者的首选体位。在没有禁忌证的前提下，抬高床头 30° 尤其利于行肠内营养的患者，可减少胃内容物反流导致的误吸。床头高度可通过角度尺（图 4-3-5）进行准确测量。

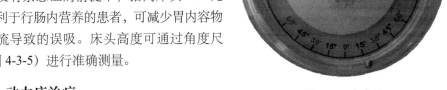

图 4-3-5　角度尺

2. 动力床治疗

机械通气患者需保持相对静止的半坐卧位，可引起气道内黏膜纤毛运输能力下降、肺不张及肺静脉血流改变，临床上通常用人工为机械通气患者翻身或动力床治疗来改变患者体位，减少并发症的发生。持续侧向旋转体位，是指应用特殊设计的大于 90° 弓形动力床缓慢持续交替向两侧旋转，使两侧的肺一侧在上、另一侧在下，从而促进肺部分泌物的移动和清除。

有研究者推测通过动力床给予患者频繁地翻身可以促进分泌物的移动，预防肺部并发症的发生。另有研究者提出，使用动力床翻身床期间患者可能出现输液管路脱落、血压波动、心律失常、颅内压增高等并发症，故不推荐常规使用动力床预防VAP。

3. 俯卧位通气

俯卧位是否可以降低 VAP 的发生率尚无定论。人们普遍认为俯卧位可以促进口腔和气道分泌物的引流，减少细菌在远端气道的定植，这也被认为是降低 VAP 的最主要原因之一。但是俯卧位引起的其他并发症可能会导致 VAP 的发生。比如说：由于患者在俯卧位时处于水平状态，发生误吸的风险比半坐卧位时高，特别是对于应用肠内营养的患者而言，俯卧位会降低患者对肠内营养液的耐受、增加胃潴留，而这也是患者出现 VAP 的风险之一，所以不建议常规俯卧位通气预防 VAP。

八、肠内营养护理

对机械通气的患者尽可能给予肠内营养，早期肠内营养可促进肠道蠕动、刺激胃肠激素分泌、改善肠道血流灌注，有助于维持肠黏膜结构和屏障功能的完整性，减少致病菌定植和细菌移位，优于肠外营养。

胃-肺途径是呼吸机相关性肺炎的重要发病机制之一，因误吸和反流的发生会将口咽部和胃内定植菌带至下呼吸道而引发呼吸机相关性肺炎，而机械通气患者因留置气管导管气囊的压迫和留置胃管影响了食管括约肌的收缩和食管蠕动功能，以上因素增加了胃内容物反流的发生率。机械通气患者普遍存在的吞咽功能障碍导致食管对反流物的清除功能降低，且人工气道的建立致使咽部肌肉不同程度松弛，易发生误吸。故临床中应从采取合理体位干预控制反流和误吸的发生。

Meta 分析结果显示：经鼻肠管肠内营养在机械通气患者中应用时具有较好的安全性和有效性。与经鼻胃管肠内营养（图 4-3-6）相比，经鼻肠管肠内营养可降低机械通气患者 VAP 和胃潴留的发生率。经小肠喂养时，因营养管跨越幽门直接将营养液送入十二指肠或者空肠内，避免了输注过程中因胃瘫导致的胃食管反流；而小肠的紧张性收缩、分节运动、蠕动等运动形式加速了食糜的推进，使其被充分消化和吸收，避免了小肠内容物的反流，降低误吸、呕吐的发生率，从而提高患者的每日摄入量。

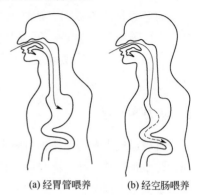
(a) 经胃管喂养　　(b) 经空肠喂养
图 4-3-6　经鼻胃管肠内营养

九、口腔护理

口腔护理是保持患者口腔卫生、预防口腔疾病发生的重要措施。口腔是一个整体的生态系统，其卫生状况对呼吸道感染疾病的预防有着直接的影响。建立人工气道在一定程度上破坏了机械通气患者口鼻腔对细菌的天然屏障作用。利用机械性和药物性的口腔护理干预，制定个性化的口腔护理方案，不但可以大幅度降低定植菌的数量，更可以显著提升患者口腔黏膜的防御能力，更有效地预防口腔并发症和肺部感染的发生。

研究显示，正常健康人群中约有 10% 的人口腔内形成牙菌斑，而危重症患者口腔内牙菌斑的发生率更高达 75%。气管插管的患者口腔自洁能力丧失，且其在治疗期间无法饮水及进食，加之其口腔持续处于开放状态，导致唾液的分泌量明显降低，因此促使其口腔内部细菌增加，形成牙菌斑。牙菌斑及口咽部上皮细胞黏附的病菌极易侵袭患者呼吸道，进而导致 VAP 的发生，而牙菌斑的形成为革兰氏阴性菌、真菌等病原菌提供了定植的场所，为 VAP 的发生提供了机会。

国内有研究表明，采用复方氯己定含漱液冲洗结合刷洗法，明显优于传统盐水棉球擦洗法，且在操作中能够有效避免误吸等情况的发生，有效提高了患者对该护理模式有效性的认可，提高了其心理舒适度。多项研究指出每 4h 进行一次口腔护理，能够有效降低患者口腔内病菌的定植量，并减少其向下定植，可有效地预防 VAP 发生和口腔溃疡及真菌的感染率。

口腔护理注意事项如下。

① 口腔护理前抬高床头≥30°，患者头偏向一侧，预防误吸的发生。

② 口腔护理前后均应测量并维护气囊压力。

③ 经口气管插管的患者，口腔护理应双人操作，护理前后评估气管插管的深度。

④ 口腔护理前后进行声门下吸引。

⑤ 口腔护理后应及时进行口腔内吸引。

十、手卫生

世界卫生组织的评估报告显示，手卫生干预措施对降低细菌的传播或感染有重要的作用。国内也有研究发现医护人员手污染是病原菌传播的重要途径，如医护人员用携带大量细菌的手去给患者进行吸痰或与其他患者进行气道密切接触，容易造成细菌进入下呼吸道导致 VAP 的发生；对医护人员的手卫生细节化管理能降低多重耐药菌的检出率。手卫生是预防医院感染最经济、便捷的方式。

卫生手消毒是在手部无污染时，涂抹速干手消毒剂消毒双手，速干手消毒剂能杀灭手部微生物，使其达到卫生手要求。洗手能通过皂液与揉搓去除手部污物，降低手部暂居菌数量，但不具有杀灭手部暂居菌和常居菌的效果。在医院环境中执行手卫生的对象不仅是医务人员，对于患者自身及陪护人员来说亦很重要，所以在硬件上应不断更新感应式洗手设施，或提供快速手消毒剂、消毒湿巾等手卫生工具，以加强实施手卫生的便利性。

十一、早期康复治疗

由于机械通气患者需要较长时间的制动，使肌肉蛋白的合成与分解过程中出现的异常情况对微循环功能造成一定的影响，同时使机体出现肌肉萎缩现象，阻碍神经的传导，使患者正常活动受到限制，进而影响患者的生活质量。因此有学者提出，机械通气 24～48h 内或渡过急性期后的患者应尽早实施康复活动干预，对患者的肢体活动能力的提高具有促进作用，对患者的生理功能及血液循环情况具有一定的改善作用，预防微血管功能障碍，进而使患者较少出现深静脉血栓、神经肌肉功能障碍的情况。实施早期康复活动干预，使患者的肺功能得到显著改善，减少患者机械通气、治疗、住院所用的时间，节省住院费用，同时减少 VAP 的发生率及其他并发症的发生率，促进患者的康复进程加快。

十二、每日唤醒和评估能否脱机拔管

在 2000 年有国外学者 Kress 等提出了每日唤醒策略。在镇静基础上实施每日唤醒策略，既可避免镇静过度的弊端，又能及时评估患者病情，提高撤机可能性。相关研究表明，每日唤醒策略可缩短患者镇静时间、机械通气时间、ICU 监护时间、降低气切率及机械通气并发症。

有研究显示，ICU 患者通常有着不同程度的恐惧、焦虑心理，而部分患者在每日唤醒期间保存事件插入性回忆，对相关操作刺激的回避，出现幻觉和做噩梦的现象。每日唤醒能增加患者觉醒时间，从而降低在 ICU 治疗的不良心理影响，增加患者战胜疾病的信心。但近年来也有研究发现，每日唤醒策略并不适用于所有患者，每日唤醒不能显著减少神经科重症患者的机械通气时间，反而增加护士工作量，因此每日唤醒策略应用于所有人群并非能达到预期效果，其在某些疾病的应用效果仍是未知的，在今后研究中可着重于评估适合每日唤醒策略的人群。

安全护理：每日唤醒策略宜在白天进行，日间医务人员时间和医疗资源相对充足，能够保证患者处于相对安全的状态。对 ICU 机械通气患者进行每日唤醒护理干预时可能引起患者的应激反应和人机对抗，为患者治疗带来各种风险，尤其在唤醒后 1h 内，护士要随时巡视患者，对于躁动患者要加强床边监护，同时妥善固定好身上的各种导管，预防非计划性拔管，必要时可用约束带约束患者四肢，注意观察约束带的松紧度适宜，定时评估使用约束带处的皮肤情况，对极度烦躁的患者要加强沟通，告知治疗及约束的意义。

在唤醒期间，如果患者情绪稳定，配合度良好，可以指导患者学习缩唇呼吸、深大呼吸、腹式呼吸，缩短机械通气时间，早日脱机。应每日对患者进行拔管评估，避免管路留置时间过长而增加感染的概率。在给患者进行脱机试验时，护士应仔细评估患者的自主呼吸、咳痰能力等，脱机全程护理人员要体贴、关心患者，告知患者遵医行为在提高一次性脱机成功中的重要性和产生呼吸机依赖的原因及危害等，通过沟通、讲解、训练等，全面提高患者依从性，通过沟通和交流帮助分散患者注意力，以降低患者因紧张等情绪而导致呼吸不稳、心率加快等。

脱机时气道管理：加强气道加温湿化及排痰管理，做好呼吸道分泌物清理工作，保证呼吸道通畅，以方便自主呼吸，降低呼吸道感染发生风险。密切观察患者生命体征及主观感受，及时帮助患者清理痰液及分泌物，从而避免或减少再次插管的概率。

第五章

气囊管理

第一节 · 气囊管理概述

一、气囊管理的含义

　　建立人工气道（图 5-1-1）是进行机械通气、抢救危重患者的重要措施，对气管导管套囊的安全管理是人工气道护理的重要环节。合理的气囊充气可以封闭气道，固定导管，保证通气。气囊压力过高会压迫气道，造成气道黏膜充血、水肿，严重者会造成气管食管瘘；而充气不足则会造成气道漏气，口咽分泌物进入下呼吸道，甚至造成肺部感染。因此，维持一个合理稳定的气囊压力是气道护理的重中之重。

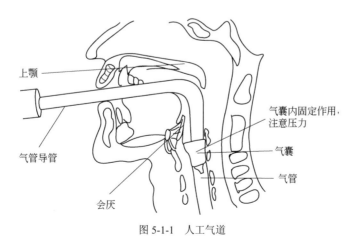

图 5-1-1　人工气道

二、气囊的类型

按照气囊内压力大小可分为低容高压型气囊、高容低压型气囊、等压气囊（又称为 Bivona 泡沫气囊）。由于高压易造成气管黏膜坏死，高压低容型气囊已逐渐被临床淘汰，而等压气囊国内还未上市，所以目前临床多采用高容低压型气囊。

三、气囊形状

气囊主要有锥型（图 5-1-2）、圆柱型（图 5-1-3）、球型（图 5-1-4）等形状。目前临床上使用较多的高容低压型气囊，充气后呈圆柱形，与气管壁接触面积大，压力低。有研究表明，就减少渗漏而言，锥型气囊比球型及圆柱型气囊更具优势。

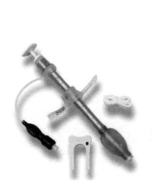
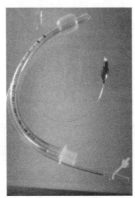
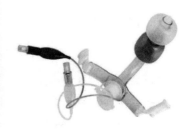

图 5-1-2　锥型气囊　　　　图 5-1-3　圆柱型气囊　　　　图 5-1-4　球型气囊

四、气囊材质

超薄聚氨酯材质具备高容量、低压力的特性。在特定充气压力下，超薄聚氨酯材质气囊直径更大，纵向长度短，同时在标准充气压力下不会形成纵向褶皱，在不增加气道壁压力下保证了密闭性。聚氨酯制成的气囊因囊壁仅 7μm，被称为超薄气囊。研究显示，使用聚氨酯气囊可有效阻止气囊上分泌物下流，从而增加了气囊的安全性。

五、导管直径

同一品牌不同口径气管导管，口径越小，气囊充气量越少，气囊内气量变化会导致囊内压力变化幅度较大。反之，气管导管口径越大，气囊内容纳气量越多，增加或者减少囊内气量时囊内压力变化幅度越小。相同口径不同品牌气管导管，囊内压并不相同，具体参考所用品牌气管导管。

第二节 • 气囊压力及监测

一、气囊的合理压力

中华医学会重症医学分会推荐气囊内压力保持在 $25\sim30cmH_2O$，既能封闭气道，相对固定导管，防止误吸造成呼吸机相关性肺炎，又能防止过度压迫气管壁。当气囊压超过 $30cmH_2O$，黏膜毛细血管血流开始减少；当气囊压超过 $50cmH_2O$，血流完全被阻断。气囊压力过高，压迫时间过长，会导致气管黏膜缺血性损伤甚至坏死。

二、气囊压力监测方法

目前常用的气囊压力的监测方法主要有指触法、最小漏气技术、最小闭合容量技术、压力表测量法。

1．指触法

指触法是指用拇指和示指挤压外气囊，凭感觉以比鼻尖软、比口唇硬为宜，该方法易导致过度充气的发生。仅凭个人感受会有较大的个体差异，很难准确判断气囊压力，以至于气囊出现充气过度现象而损伤气道。因此，不宜采用根据经验判断充气压力的指触法充气。

2．最小漏气技术

最小漏气技术（MLT）指气囊充气后患者吸气时允许不超过 50mL（成人）的气体自套囊与气管壁间的空隙漏出。充气方法：将听诊器放于气管处，向气囊内注气，直到听不到漏气声，然后以 $0.25\sim0.5mL$/次抽出气体，直到吸气时有少量的气体漏出为止。

3．最小闭合容量技术

最小闭合容量技术（MOV）是指气囊充气至刚好吸气时无气体漏出。充气方法：听诊器放于主支气管处，往气囊内充气，至漏气声刚好消失为止；接着以 $0.25\sim0.5mL$/次进行放气，听到漏气声后再向气囊内注气 $0.25\sim0.5mL$ 即可。有实验研究表明，MOV 的漏气发生率和误吸率明显降低。在气囊管理中，MOV 起着非常重要的作用，但不同操作者的技术水平及患者气道峰压对 MOV 的影响比较大，这方面还需深入研究。

4．MOV 与 MLT 差别

见表 5-2-1。

表 5-2-1　MOV 与 MLT 差别

类别	MOV	MLT
定义	气囊充气后吸气时无气体漏出	气囊充气后吸气时有少量气体漏出
方法	1．将听诊器放于气管处，向气囊内注气直到听不到漏气声 2．以 0.25～0.5mL/次抽出气体，直到吸气时有少量气体漏出为止 3．听到漏气声再向气囊内注入 0.25～0.5mL 气体	1．同 MOV 2．同 MOV
优点	1．不影响潮气量 2．不易发生误吸	减少潜在的气管损失
缺点	比 MLT 易发生气道损伤	1．易发生误吸 2．有少量漏气，可影响潮气量 3．气囊上气道黏膜干燥

5．压力表测量法

压力测量表（图 5-2-1）兼有充气、放气、测压等功能。优点是便捷、压力直观可视。但是采用手动气囊测压表进行测压时，连接气囊指示球门阀时会出现漏气。研究结果显示每次测量后气囊压力下降约 2cmH$_2$O，因此每次手动测压时充气压力宜高于理想值 2cmH$_2$O，当气囊内有积水时，气囊内实际压力比监测压力小，因此应注意观察并及时清理气囊内积水。

有研究表明，压力表与气囊的断开与连接均会引起气囊压力下降，气囊实际压力与测量值有偏差，故推荐三通连接法充气与测量（图 5-2-2）。

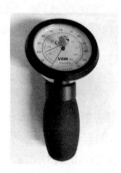

图 5-2-1　压力测量表

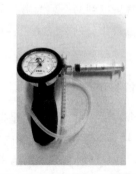

图 5-2-2　三通连接法充气与测量

三、气囊监测频率

研究显示，气管插管或气管切开置管，首次注气后 4～6h，气囊压力会出现明显下降，此时应及时监测并补充气量。人工气道建立初期（1～3 天）应每 4h 测量压力，人工气道建立 4～7 天时每 2～4h 测量压力，保证气囊压力处于一个理想的状态，减少呼吸机相关性肺炎（VAP）的发生。

四、影响气囊压力的因素

目前，国内外通过压力传感器在监测气囊压过程中发现，气囊压力呈波动状态，而气囊压的波动与体位、吸痰、声门下吸引、口腔护理及吞咽等有关。

（1）体位因素　实验证明，不同的体位下气囊压力不同，依次为半卧位＜平卧位＜左侧卧位＜右侧卧位。不同体位时气囊压迫气管黏膜的位置也不同，半卧位 30°时气囊压力最低，当患者由半卧位 30°变成半卧位 45°或者由半卧位改变成侧卧位时，气囊压力会发生变化。身体倾斜的角度不同，气管壁对气囊挤压的位置和力度不同，导致气囊压力的变化不同。所以当患者改变体位时，应及时监测气囊压力，防止气囊压力的改变而出现人工气道的并发症。

（2）吸痰对气囊压力的影响　吸痰时，由于对气道的刺激，多数患者会出现不同程度的咳嗽。在咳嗽的过程中呼吸肌收缩，胸廓上提，形成向上的气流，气囊压力会短暂性升高，最高可达 $79.8cmH_2O$。在吸痰结束后，有些气囊的压力会逐渐恢复至吸痰前水平；而有些气囊由于气管壁对气囊的挤压力度增大，以及咳嗽过程中向上的气流对气囊的冲击有关，气囊内压力较吸痰前下降，需重新测量压力并补气调整。

（3）声门下吸引　声门下吸引时由于负压可引起气囊上间隙减小，同时会对气道产生刺激，引起气道压力上升，气囊漏气，气囊压力降低。实验证明，负压越大，气囊压力下降的速度越快。

（4）口腔护理及吞咽　吞咽反射的存在对气囊内压力有负影响。口腔护理时，吞咽会挤压气管壁，气囊压力出现一过性升高，但吞咽结束后可恢复至原来水平。首次气囊校准后，有吞咽反射的患者气囊压力明显低于无吞咽反射水平的患者，其机制在于无吞咽反射时气囊压力保持常压，保持漏气处于低水平状态，而吞咽时气囊受压，囊内压力升高，导致漏气速度加快。因此，对于存在吞咽反射的患者，建议每隔 4h 进行注气校准，防止气囊漏气及 VAP 的发生。

（5）时间因素　有实验检测表明，长期置管患者的气囊容积变化不大，但压力会明显增加。随着气管导管的使用时间延长，气管壁弹性纤维减少，管壁硬化，气道压力增高，气囊压力也会随之增加。

对气囊压力进行校正时，应选择患者安静状态下进行。如果监测气囊压力超过30cmH$_2$O 时，应分析导致气囊压力增高的原因，并观察 15min，如果气囊压力仍持续超过压力值上限，再进行调整。盲目地调整气囊压力，会导致气囊皱褶增大，从而增大漏气和误吸风险。

五、影响气囊密闭性的因素

气囊充气能否完全密闭气道，除了与气囊充气量和压力有关，还取决于气囊在气管内的位置、导管型号、机械通气时设定的参数和模式是否合理。当气管导管型号过大，气囊充气后的横截面积比患者气道的横截面积大时，容易形成褶皱缝隙，造成漏气和误吸。如果导管型号较小，气囊难以封闭气道，造成气体泄露。不同品牌不同型号导管的气囊充气后面积不同，不同患者气道直径不同，应谨慎评估选择。

第三节 • 气囊上滞留物的清除及方法

一、选择带有囊上吸引的导管

滞留在气囊上方的分泌物包含大量病菌，在此区域构成了细菌库，这些滞留物容易通过气囊与气管之间的间隙进入下呼吸道，引起 VAP 的发生。使用带有囊上吸引导管比传统导管可减少 VAP 的发生。从经济学角度来看，尽管使用带有囊上吸引的导管会增加医疗成本，但与发生 VAP 造成的医疗成本大幅度增高相比，仍有很高的价值。因此，目前多项 VAP 预防指南已推荐机械通气时间＞72h 的患者使用带有囊上吸引的导管。为预防 VAP 的发生，应定期清除囊上滞留物，尤其在气囊放气前。

二、气囊上滞留物的清理方法

1. 气流冲击法

于患者吸气末呼气初时挤压简易呼吸器，在肺充分膨胀的同时气囊放气，此时气管内的导管与气管壁之间产生较大且快的呼气流速，将积在气囊上的分泌物冲出。

（1）禁忌证　气胸、肺大疱、急性呼吸窘迫综合征的患者。

（2）操作方法

① 暂停肠内营养液 30min，患者取平卧位。

② 充分吸净气管内及口鼻分泌物。

③ 准备简易呼吸器连接氧源，氧流量调节到 8～10L/min，待储氧袋充满。

④ 两人配合，一人将简易呼吸器与患者气管导管相连，同步 3～5 次呼吸后，于患者吸气末呼气初时用力挤压简易呼吸器，同时另一人将气囊内气体放出，患者呼气时球囊送入的气体顺气管导管和气管内壁的腔隙由下向上冲出，通过气流将气囊上滞留物冲到咽部，为防止滞留物反流，应迅速用吸痰管进行口腔吸痰。每次 2～3 组，直到完全清除气囊上滞留物为止。

2. 声门下分泌物吸引

气囊位于声门下，充气状态的气囊可能会为吸入和集中分泌物制造了一个蓄水池。气囊与气管间紧密接触部分血液供应差，滞留物中抗菌药物浓度低，有利于致病菌的繁殖。同时该部分滞留物易因体位变化而进入下呼吸道，引起下呼吸道感染并发 VAP。基于此，经过临床反复的研究实验，发明了一种带有声门下吸引装置的气管导管，通过负压吸引装置可以吸出积聚在气囊上方的坠积物，防止因气囊充盈度不够及气囊漏气等问题引起分泌物坠入肺内，从而降低滞留物下行到肺部引发 VAP 的概率。但由于需要保持机械通气的效果，负压吸引的压力范围需要严格控制，同时持续声门下吸引对呼吸道黏膜也会造成一定的损伤，因此临床采用间歇清除气囊滞留物的方法，以达到更好的清洁效果，降低 VAP 发生率。

3. 声门下冲洗

由于痰液黏稠易堵塞管道导致声门下吸引障碍，定时经冲洗引流腔隙（图 5-3-1）注入生理盐水稀释痰液有助于防止痰液堵塞管道。研究显示每4h进行1次气囊上滞留物冲洗具有更高的实用性，采用间断冲洗吸引的方法，建议每次注入冲洗液量一般控制在 5mL 左右，推注速度不宜过快，以免引起患者呛咳等不适，防止冲洗压力过大，使分泌物流入下呼吸道。

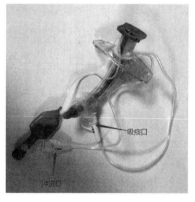

图 5-3-1　声门下冲洗

第四节 • 气囊漏气的处理

一、气囊漏气的原因

（1）护理人员方面　气囊管理意识缺乏，工作繁忙未能有效监测气囊压变化。

（2）材料方面　由于使用时间过长，气囊管或囊体破裂，气囊种类差异导致气囊隐形漏气。

（3）人工气道位置原因　气囊位置太高（位于声门以上）、气管扩张或管路型号不合适等原因造成气囊漏气。

二、如何判断气囊漏气

① 呼吸机低通气量报警。
② 呼吸机容量时间曲线提示。
③ 听诊有漏气声。
④ 口鼻及气管切口处有泡沫状分泌物或发出哮鸣音。
⑤ 患者烦躁不安，呼吸加快，发绀，末梢血氧饱和度下降。

三、漏气后处理

① 立即使用压力监测表监测并充气至合理范围。
② 如频繁充气才能维持气道封闭的情况，有可能是气囊破损，应及时更换导管。
③ 气囊末端闸门失灵，可在气囊末端连接一个三通代替。
④ 如气囊位于声门以上造成漏气现象，重新调整导管及管路的位置。

气囊管理是人工气道护理的重点环节，因此护理人员要熟练掌握气囊管理的基本知识，科学、细致地做好气囊护理，尽量减少各种因素影响，预防并发症，达到满意的治疗效果。

第六章

人工气道雾化吸入

第一节 · 雾化吸入治疗概述

一、雾化吸入治疗的概念

雾化吸入治疗又称气溶胶吸入治疗，是指通过使用专用雾化装置将吸入药物分散成液体或固体微粒，使其悬浮在气体中，经鼻或口吸入呼吸道，从而达到洁净、湿化、治疗等目的的治疗方法。

二、雾化吸入治疗的优点

由于肺部独特的生理解剖特点：具有巨大的肺泡表面积、肺泡细胞膜较薄、有丰富的毛细血管网、狭小的气血通路、肺深处清除速率较慢等，因此，与喷剂相比，雾化吸入能够更快速率地传输更大剂量的气溶胶颗粒；与全身应用药物相比，雾化吸入可直达患处，具有作用直接、药物用量小、全身不良反应小、起效迅速、吸收表面积大、使用方便、避免肝首过效应等优点。

三、雾化吸入治疗的缺点

雾化吸入治疗的缺点是给药的剂量存在一定的不确定性。根据目前临床研究中反复多次实验对比发现，通过与允许计量喷药的吸入喷剂相比，暂无循证医学证据支持雾化吸入治疗比吸入喷剂的效果更好。

四、雾化吸入治疗的适应证

雾化吸入疗法已成为目前治疗呼吸系统疾病最常用的给药方法之一。在非呼吸系统疾病中雾化吸入疗法也广泛应用，适用于绝大多数患者，尤其是老年人、儿童、意识障碍、机械通气或无法使用其他吸入装置的患者。在 ICU 机械通气患者中仍被广泛应用，99%的机械通气患者曾接受气溶胶吸入治疗，其中喷射雾化为主要的雾化吸入治疗方式。

五、雾化吸入治疗的禁忌证

雾化吸入疗法是一种有效的治疗手段，但必须在保证患者生命安全的前提下使用，虽然没有绝对的禁忌证，但选择雾化吸入药物时应该注意以下几点。

① 注意患者有无过敏史，禁止给有药物过敏史的患者雾化吸入同种或同类药物。

② 对于特殊人群及有基础性疾病的患者，如儿童、老年人、危重症、妊娠期妇女、长期卧床及具有各种合并症的患者，应特别注意安全用药。

③ 注意药物的配伍禁忌，对于有明确配伍禁忌的药物禁止联合使用，对于某些药物联合使用曾有过不良反应发生的，医生应评估后谨慎使用。

④ 雾化吸入疗法一般不作为治疗的唯一方法，必须结合治疗靶器官来进行，与其他治疗手段密切配合、协同作用。

第二节 • 雾化吸入装置

一、不同雾化吸入装置的基本原理

根据发生装置的特点以及原理不同，将目前临床常用的雾化器分为喷射雾化器、超声雾化器及振动筛孔雾化器三种（图 6-2-1、图 6-2-2）。

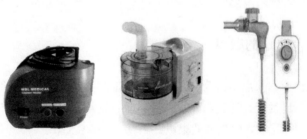

图 6-2-1　临床常用的雾化器

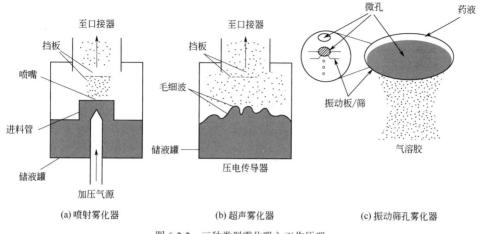

图 6-2-2　三种类型雾化吸入工作原理

(a) 喷射雾化器　　(b) 超声雾化器　　(c) 振动筛孔雾化器

1．喷射雾化器

喷射雾化器也称为射流雾化器或压缩气体雾化器，主要是由压缩气源和雾化器两部分组成。压缩气源可以采用瓶装压缩气体（如高压氧或压缩空气），也可以采用电动压缩泵。雾化器的工作原理是根据文丘里喷射原理，利用压缩气体在高速运动过程中通过狭小开口后突然减压，在局部产生负压，将药液吸出，并通过高速运动的持续气流形成药雾微粒，当遭遇高压气流时，大药雾微粒通过挡板回落至贮药池，小药雾微粒则随气流输出，被冲撞、裂解成为小气溶胶颗粒。

鼻-鼻窦雾化器是一种附有振荡波的喷射雾化器，它是在压缩机设计的基础上增加了集聚脉冲压力装置，脉冲波可以直接作用于药物气雾，使药物的气溶胶颗粒具有振荡特征，使药物更易于穿过窦口进入鼻窦，从而在鼻窦内达到很好的沉积效果。

2．超声雾化器

超声雾化器的工作原理是利用雾化器底部的压电晶片将电能转换成 $1 \sim 2MHz$ 的高频超声波声能，产生振动并透过雾化罐底部的透声膜，将储液罐内的药液振动传导至药液表面，通过使药液剧烈振动，破坏药液表面张力和惯性，从而达到形成无数细小气溶胶颗粒释出的目的。

3．振动筛孔雾化器

振动筛孔雾化器的工作原理结合了超声雾化器和喷射雾化器的特点，是采用超声振动薄膜使药液剧烈振动，同时通过挤压技术，使药液通过固定直径的微小筛孔，形成无数细小气溶胶颗粒释出。

二、不同雾化吸入装置的特点

1．喷射雾化器

喷射雾化器主要适用于下呼吸道病变或感染、气道分泌物较多，尤其是伴有低氧血症、严重气促、小气道痉挛倾向的患者。人工气道的患者通常选用喷射雾化器雾化吸入支气管扩张药来治疗支气管痉挛，但是人工气道的存在会影响气溶胶进入下呼吸道，如需达到与普通患者相同的治疗效果，人工气道的患者一般需要较大的药物剂量。

喷射雾化器雾化方法具有用药量少、浓度高、可使雾滴直径小于 $10\mu m$ 等优点。

2．超声雾化器

超声雾化器的优点是用药量大、产生的雾滴直径分布较均匀、雾化过程不受患者呼吸行为的影响，还可以根据患者的病情调整雾化速率。但是，这种仪器稳定性差，具有难以雾化混悬液和黏性溶液、雾化过程中药液温度上升可能破坏蛋白质等生物大分子及热敏感型药物的结构等缺点。

3．振动筛孔雾化器

振动筛孔雾化器产生的气溶胶颗粒大小取决于筛孔的直径。它的优点是雾化效率高、残留药量少（0.1～0.5mL）、能更好地保持药物的活性、方便增加药物剂量，而且噪声小、小巧轻便、可倾斜使用。但目前市面上振动筛孔雾化器的种类有限，大多数均存在滤网耐久性能较低、微孔易滋生微生物的缺点，因此需要定期清洗和消毒，耗费人力物力，维护和使用成本高。

三种类型雾化器的特点见表 6-2-1。

表 6-2-1　三种类型雾化器的特点

类型	优点	缺点
喷射雾化器	• 结构简单，经久耐用，临床应用广泛 • 叠加振荡波的鼻-鼻窦喷射雾化器可使药物振荡扩散，有效沉积鼻窦腔，还可湿化鼻窦黏膜，即使儿童也同样适用	• 有噪声 • 需有压缩气源或电源（多为交流电源）驱动 • 鼻-鼻窦喷射雾化器在治疗时需关闭软腭，屏住呼吸，较难掌握；因此在患者掌握吸入方法之前，应由医务人员进行指导
超声雾化器	• 释雾量大，安静无噪声	• 需要电源（多为交流电源） • 易发生药物变性 • 易吸入过量水分 • 易影响水溶性不同的混悬液浓度

类型	优点	缺点
振动筛孔雾化器	• 安静无噪声，小巧轻便，可用电池驱动 • 药液可置于呼吸管道上方，不受管道液体倒流污染 • 可随时调整雾化吸入药物量	• 需要电源（电池） • 耐久性尚未确认，可供选择的设备种类较少

第三节 • 常用雾化吸入药物

一、常用雾化吸入药物的种类及特点

目前临床上常用的雾化吸入药物主要有吸入性糖皮质激素（inhaled corticosteroid，ICS）、短效β2受体激动药（short-acting beta 2 receptor agonists，SABA）、短效胆碱 M 受体拮抗药（short-acting muscarinic antagonist，SAMA）、抗菌药物和祛痰药等几大类。吸入药液主要有溶液和混悬液两种。

1．吸入性糖皮质激素

吸入性糖皮质激素（ICS）是目前临床上最强的气道局部抗炎药物，它的抗炎机制可分为经典途径（基因途径）和非经典途径（非基因途径）。它的作用原理是通过对炎症反应所必需的细胞和分子产生影响而发挥抗炎作用。目前国内已上市的吸入性糖皮质激素有布地奈德和丙酸倍氯米松。

（1）布地奈德（BUD） 尤其适合急性期时与短效β2受体激动药（SABA）联用。BUD 是第二代不含卤素的吸入性糖皮质激素，具有适度的脂溶性和水溶性，能更容易通过气道上皮表面的黏液层和细胞膜，快速发挥抗炎作用。它与第一代糖皮质激素相比，气道选择性更强，具有较高的局部/系统作用比、高气道选择性等优点，可延长药物在气道的滞留时间，提高治疗效果，并能降低全身作用时发生不良反应的风险。

（2）丙酸倍氯米松（BDP） 丙酸倍氯米松在体内裂解需要通过特定的酯酶，这些酯酶也存在于肝脏、胃、结肠、乳房、大脑和血浆组织等部位中，在肺外组织中活化的 BDP 与全身不良反应的发生有密切的关系。BDP 是人工合成的第一代局部用糖皮质激素类雾化药物，由于它的水溶性较低，在支气管黏膜的黏液层溶解缓慢，因此其在肺部吸收过程的快慢受黏液溶解速率的限制。

2．支气管扩张药

（1）β₂受体激动药　根据β₂受体激动药起效时间的快慢和持续时间的不同可分为短效β₂受体激动药（SABA）与长效β₂受体激动药（LABA）两种，是目前临床上最常用的支气管扩张药。临床上雾化吸入用β₂受体激动药制剂主要为SABA。SABA制剂的特点是起效迅速、维持时间短，代表药物有沙丁胺醇和特布他林。

（2）胆碱M受体拮抗药　根据起效时间的快慢和持续时间的不同可分为短效胆碱M受体拮抗药（SAMA）与长效胆碱M受体拮抗药（LAMA）两种。目前临床上的雾化吸入胆碱M受体拮抗药主要为SAMA，代表药物为异丙托溴铵，该药为非选择性胆碱M受体拮抗药。

临床有吸入性复方异丙托溴铵制剂，其2.5mL溶液内含有异丙托溴铵0.5mg和硫酸沙丁胺醇3.0mg（相当于沙丁胺醇碱2.5mg）。复方异丙托溴铵必须单独使用，不能与其他药物混合在同一雾化器中使用。

3．抗菌药物

可用于雾化吸入的抗菌药物主要有庆大霉素、氨基糖苷类的阿米卡星、β-内酰胺类的氨曲南、抗真菌药物两性霉素、头孢他啶等。

雾化吸入抗菌药物具有作用直接、吸入后肺部浓度高、全身不良反应少等优点。

抗菌药物雾化吸入主要应用于长期有铜绿假单胞菌感染的支气管扩张症和多重耐药菌感染的院内获得性肺炎，如呼吸机相关性肺炎（VAP）、严重肺部感染等。目前我国尚无专供雾化吸入的抗菌药物制剂上市，雾化吸入指南中指出并不推荐以静脉抗菌药物替代雾化制剂使用。

4．祛痰药

（1）N-乙酰半胱氨酸　N-乙酰半胱氨酸的作用原理是降低痰液的黏滞性，并将之液化稀释，从而便于排出。近年来，多项研究结果表明，雾化吸入N-乙酰半胱氨酸可用于特发性肺纤维化的治疗，可以改善患者肺通气功能，尤其适用于早期患者，早期使用，效果更佳。

（2）盐酸氨溴索溶液　盐酸氨溴索的作用机制是可以增强支气管上皮纤毛运动，增加肺泡表面活性物质的分泌，降低痰液黏稠度，使痰液容易咳出。盐酸氨溴索目前在临床上主要用于静脉治疗，药品说明书上未推荐作为雾化吸入使用。虽然我国已有较多的临床应用静脉制剂进行雾化吸入治疗的使用经验报道，但因药物中辅料的安全性尚不明确，且药物中含有防腐剂，雾化吸入后有诱发哮喘发作的风险，因此盐酸氨溴索注射液不可用于雾化吸入给药。目前国内尚未有盐酸氨溴索雾化吸入剂型上市，但在国外已有使用。

（3）α-糜蛋白酶　目前临床上并没有充分的循证证据支持α-糜蛋白酶（多肽酶）可以通过吸入中小气道产生治疗作用，此外也没有配伍相关的药理学研究数据，应慎用。如需使用必须注意该药物禁用超声雾化方式进行雾化治疗。

二、常见雾化吸入药物的安全性及药物的相互作用

1. 常见雾化吸入药物的安全性

（1）吸入性糖皮质激素　吸入性糖皮质激素使用方便，安全性好，不良反应的发生率低于全身给药。研究表明，吸入性糖皮质激素对血糖、骨密度影响小，对下丘脑-垂体-肾上腺轴没有明显的抑制作用。经过长期研究发现，小剂量雾化吸入糖皮质激素，即使是对儿童，在生长发育、骨质密度、下丘脑-垂体-肾上腺轴等方面，也没有明显的抑制作用。

吸入性糖皮质激素常见的局部不良反应主要有：口腔溃疡、咽部疼痛、声音嘶哑、口干口渴、面红、肺炎、支气管痉挛性咳嗽和口腔念珠菌病等。每次雾化吸药后，使用清水漱口可以大大地减少不良反应的发生。布地奈德（BUD）是妊娠安全分级为 B 类的糖皮质激素，也是美国食品药品管理（FDA）批准可用于 4 岁以下儿童使用的雾化吸入激素，对妇女、儿童没有明显的不良影响。见表 6-3-1。

表 6-3-1　常用吸入性糖皮质激素的常见不良反应

不良反应	BDP	BUD
局部		
口咽念珠菌感染	培养阳性率较高	2%～4%
声音嘶哑	<2%	1%～6%
咽喉炎（咽喉痛）	14%	5%～10%
支气管痉挛咳嗽	<2%	<3%
全身		
下丘脑-垂体-肾上腺轴抑制 　（吸入激素：0.2～2.0mg）		
尿皮质酮水平（24h）	低于丙酸氯替卡松的 1.9 倍	低于丙酸氯替卡松的 3.4 倍
血皮质酮水平（早晨 8：00）	—	低于丙酸氯替卡松的 4.4 倍
肺炎	—	未增加其发生危险

注：BUD 为布地奈德；BDP 为丙酸倍氯米松；—为未见相关数据。

（2）支气管扩张药　吸入 β_2 受体激动药具有较强的受体亚型选择性，但是如果药物过量或不恰当使用，可能会导致严重的不良反应。其常见的不良反应主要有：

头痛、肌肉震颤、外周血管舒张、轻微代偿性心动过速，以及可能会造成口腔和咽喉疼痛、支气管痉挛或原有症状加重的现象。罕见过敏反应主要有血管神经性水肿、低血压、荨麻疹、支气管痉挛等。

吸入胆碱M受体拮抗药常见的不良反应主要有：头痛、心动过速、心慌气短、恶心呕吐、口干口渴、胃肠功能紊乱和尿潴留等，有时也可能出现咳嗽、口腔和舌头局部刺激，极少数情况下会出现支气管痉挛。偶有变态反应发生，如皮疹、荨麻疹、喉痉挛和舌、唇、面部血管性水肿等。见表6-3-2。

表6-3-2　几种吸入性支气管扩张药的常见不良反应

常用药物	常见不良反应
β_2受体激动药	
硫酸特布他林雾化液	头痛>1%；震颤>1%；心动过速>1%
硫酸沙丁胺醇	头痛1%~10%；震颤1%~10%；心动过速1%~10%
胆碱M受体拮抗药	
异丙托溴铵雾化吸入溶液	头痛、头晕1%~10%；咳嗽、吸入相关支气管痉挛1%~10%；口干、呕吐1%~10%
复方异丙托溴铵雾化溶液	与上述β_2受体激动药和胆碱M受体拮抗药物相同

注：以上常见不良反应均来源于相关产品说明书。

雾化吸入疗法广泛应用于临床，用药范围、剂量、注意事项/用药安全等显得尤为重要，经过多年反复研究及临床试验，专家给出临床用药指导，严格遵循用药剂量和方法，及时评估患者和调整用药方案，灵活应用，保证患者安全。见表6-3-3。

表6-3-3　常用雾化吸入药物及推荐剂量

药物及规格	说明书推荐剂量
糖皮质激素类	
吸入用BUD混悬液（规格：0.5mg/2mL；1.0mg/2mL）	• 起始剂量、严重哮喘期或减少口服糖皮质激素时的剂量：成人1.0~2.0mg，2次/天；儿童0.5~1.0mg，2次/天 • 维持剂量（维持剂量应个体化，应是使患者保持无症状的最低剂量，以下为建议剂量）：成人0.5~1.0mg，2次/天；儿童0.25~0.50mg，2次/天 • 根据病情，BUD每天用药次数和（或）总量可酌情增加
吸入用BUD混悬液（规格：0.8mg/2mL）	• 成人0.8mg，1~2次/天 • 儿童0.4mg，1~2次/天
β_2受体激动药类	
硫酸特布他林雾化液（规格：5.0mg/2mL）	• 成人及20kg以上儿童5.0mg/次，可给药3次/天 • 20kg以下儿童2.5mg/次，最多4次/天

药物及规格	说明书推荐剂量
硫酸沙丁胺醇雾化溶液（规格：100mg/20mL；50mg/10mL）	<ul><li>成人：已注射用生理盐水将 0.5mL 本品（含 2.5mg 沙丁胺醇）稀释至 2mL；也可将 1mL 稀释至 2.5mL。不经稀释供间歇式使用时，可将 2.0mL（含 10mg 沙丁胺醇）置于喷雾器中，某些成年患者可能需用较高剂量的沙丁胺醇，剂量可高达 10mg</li><li>12 岁以下儿童：最小起始剂量为 0.5mg 雾化溶液（含 2.5mg 沙丁胺醇）以注射用生理盐水稀释至 2.0～2.5mL。某些儿童可能需要高达 5.0mg 的沙丁胺醇。间歇疗法可每日重复 4 次</li></ul>
胆碱 M 受体拮抗药类	
吸入用异丙托溴铵溶液（规格：5.0mg/2mL）	<ul><li>剂量应按患者个体需要做适量调节：尚无 12 岁以下儿童使用本品有临床经验</li><li>维持治疗：成人（包括老人）和 12 岁以上青少年 3～4 次/天，每次 1 个单剂量小瓶</li><li>急性发作治疗：成人（包括老人）和 12 岁以上青少年每次 1 个单剂量小瓶；患者病情稳定前可重复给药。给药间隔可由医师决定</li></ul>
吸入用复方异丙托溴铵溶液〔规格：（异丙托溴铵 0.5mg+硫酸沙丁胺醇 3.0mg）/2.5mL〕	<ul><li>急性发作期：大部分情况下 1 个小瓶即治疗剂量能缓冲症状。对于严重的病例 1 个小瓶治疗剂量不能缓解症状时，可使用 2 个小瓶药物进行治疗，但患者须尽快就诊</li><li>维持治疗期 3～4 次/天，每次使用一个小瓶即可</li><li>注意：不能与其他药物联用</li></ul>

注：BUD 为布地奈德；BDP 为丙酸倍氯米松；药品括号内为商品名；剂量及用法均来源于相关产品说明书，不同疾病的使用推荐剂量请参考疾病部分。

2. 药物相互作用：联合雾化的协同、配伍关系

雾化吸入疗法虽广泛应用，没有绝对禁忌证，但也应注意用药安全，部分药物需注意配伍禁忌，如沙丁胺醇/异丙托溴铵雾化吸入的复方溶液，即吸入性复方异丙托溴铵制剂，说明书上注明不能与其他药物混合在同一雾化器中使用。

临床中，医务人员应充分了解各种药物的特性，了解不同药物能否配伍使用，了解不同药物在同一雾化器中配伍使用时的相容性和稳定性，这样不仅能保证用药的安全性、准确性，还能更好地提高治疗效果。见表 6-3-4。

表 6-3-4　常用雾化吸入药物的配伍

药物	沙丁胺醇	肾上腺素	异丙肾上腺素	布地奈德	色甘酸钠	异丙托溴铵	乙酰半胱氨酸	盐酸氨溴索	α-糜蛋白酶	沙丁胺醇+异丙托溴铵复方制剂
沙丁胺醇		N1	N1	C	C	C	N1	R	N1	
肾上腺素	N1		N1	N1	C	N1	N1	N1	N1	X
异丙肾上腺素	N1	N1		N1	C	C	N1	N1	N1	X
布地奈德	C	N1	N1		C	C	C	N1	N1	X

药物	沙丁胺醇	肾上腺素	异丙肾上腺素	布地奈德	色甘酸钠	异丙托溴铵	乙酰半胱氨酸	盐酸氨溴素	α-糜蛋白酶	沙丁胺醇+异丙托溴铵复方制剂
色甘酸钠	C	C	C	C		C	C	R	N1	X
异丙托溴铵	C	N1	C	C	C		C	N1	N1	
乙酰半胱氨酸	N1	N1	N1	C	C	C		N1	N1	X
盐酸氨溴素	R	N1	N1	N1	R	N1	N1		N1	X
α-糜蛋白酶	N1	N1	N1	N1	N1	N1	N1	N1		X
沙丁胺醇+异丙托溴铵复方制剂		X	X	X	X		X	X	X	

注：C 部分表示临床研究中有证据证实这种配伍的稳定性和相容性；R 部分表示没有足够证据评价相容性，但在我国有广泛的临床报道；X 部分表示有证据证实或提示这种配伍是不相容或不合适的；N1 部分表示没有足够的证据评价相容性，因此，除非将来获得进一步的证据，否则应避免使用这种配伍。

第四节 • 人工气道雾化吸入的操作方法

雾化吸入技术

一、人工气道雾化吸入疗法的操作流程

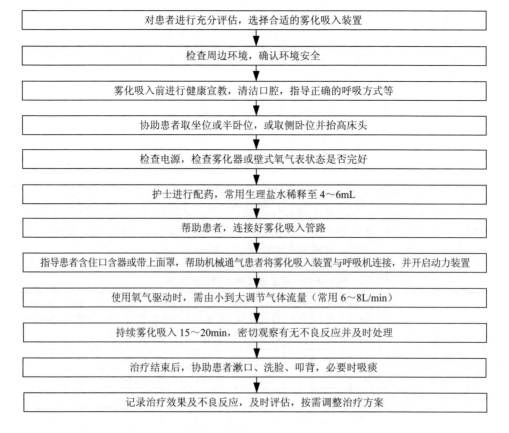

对患者进行充分评估，选择合适的雾化吸入装置

↓

检查周边环境，确认环境安全

↓

雾化吸入前进行健康宣教，清洁口腔，指导正确的呼吸方式等

↓

协助患者取坐位或半卧位，或取侧卧位并抬高床头

↓

检查电源，检查雾化器或壁式氧气表状态是否完好

↓

护士进行配药，常用生理盐水稀释至 4～6mL

↓

帮助患者，连接好雾化吸入管路

↓

指导患者含住口含器或带上面罩，帮助机械通气患者将雾化吸入装置与呼吸机连接，并开启动力装置

↓

使用氧气驱动时，需由小到大调节气体流量（常用 6～8L/min）

↓

持续雾化吸入 15～20min，密切观察有无不良反应并及时处理

↓

治疗结束后，协助患者漱口、洗脸、叩背，必要时吸痰

↓

记录治疗效果及不良反应，及时评估，按需调整治疗方案

二、常见人工气道雾化吸入的连接方法

（一）定量压力气雾剂

定量压力气雾剂（pressurised metered-dose in halers，pMDI）是目前临床上应用最广泛的雾化吸入装置，其结构由三部分组成：贮药腔、定量阀和气雾启动器。临床上常加用储雾罐（spacer）作为辅助装置吸药，它的基本原理是通过提供一定的空间使快速运动的药雾流速减慢，并使药雾气溶胶颗粒的直径变小，解决吸药的协调性问题，增加到达下气道的药量，从而提高了疗效。

pMDI 气雾剂（带有储雾罐的加压定量气雾吸入剂）可以直接连接到呼吸机回路上，应用于机械通气的患者。

各种不同的 MDI 接头和储雾罐见图 6-4-1。

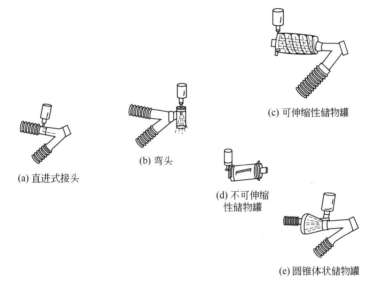

(a) 直进式接头

(b) 弯头

(c) 可伸缩性储物罐

(d) 不可伸缩性储物罐

(e) 圆锥体状储物罐

图 6-4-1　各种不同的 MDI 接头和储雾罐

（二）小容量雾化器

小容量雾化器（small volume nebulizer，SVN）是指容量小于 10mL 的雾化器，喷射雾化器是临床上最常用的气溶胶发生装置。以压缩空气或氧气为动力，广泛应用于人工气道患者。

1. 机械通气患者雾化吸入装置的连接

99% 的机械通气患者需要用到雾化吸入疗法，吸入各种药物，达到缓解支气管痉挛、稀释痰液、抗炎、缓解组织水肿等目的。人工气道的患者雾化吸入治疗常选

用小容量雾化器。

将小容量雾化器上半部的 T 型部分与呼吸机的 Y 型管或管路的复式接头连接，使 T 型部分位于呼吸机和 Y 型管之间。可以选用压缩空气或连续氧气气流作为驱动力，打开喷射雾化器按钮，雾化治疗时间为 15～20min。见图 6-4-2。

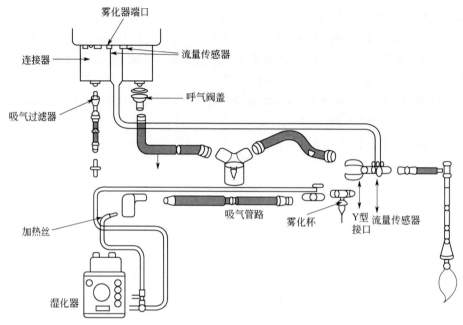

图 6-4-2　呼吸机的连接示意

研究显示，机械通气患者使用小容量雾化器时，仅有 3%的气溶胶颗粒最终沉降于肺，疗效有限。但如果将呼吸机管路改进为流线型的管路可使输送至下呼吸道的药量明显增加；如果雾化器以复式接头与呼吸机管道连接，并且只在吸气时开放，可显著增加肺内气溶胶颗粒沉积量，显著提高治疗效果。呼吸机的连接见图 6-4-3。

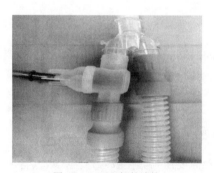

图 6-4-3　呼吸机的连接

2．无创呼吸机辅助通气患者雾化吸入装置的连接

（1）无创呼吸机经面罩辅助通气　将无创呼吸机通用雾化连接装置，即将 T 管的水平端两侧分别与呼吸机口鼻面罩的呼气阀远端和呼吸机管路的患者端连接，将垂直端连接贮液罐，并与雾化泵相连接，雾化过程中全程保持贮液罐处于垂直状态，开启雾化泵即可进行雾化吸入治疗，此时，机械通气与雾化吸入治疗是同步进行的。

（2）无创呼吸机经气切辅助通气　在无创呼吸机管路连接气切处加一个呼气阀，将 T 管（图 6-4-4）的水平端两侧分别与呼气阀远端和呼吸机管路的患者端相连接，垂直端连接贮液罐并与雾化泵相连接。

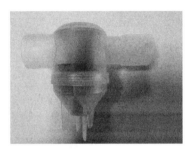

图 6-4-4　雾化器 T 管（水平端与垂直端）

3．无创呼吸机高流量氧疗患者雾化吸入装置的连接

（1）无创呼吸机高流量经鼻氧疗　无创呼吸机高流量经鼻氧疗患者可选用小容量面罩雾化器（图 6-4-5）或口含式雾化器（图 6-4-6），将雾化杯上端与面罩或口含器连接，底部与气源管连接，气源管另一端连接雾化泵，患者将面罩罩住口鼻或者含住口含器，开启雾化泵按钮，雾化治疗 15～20min。

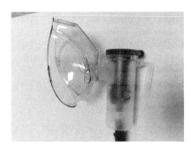

图 6-4-5　面罩雾化器

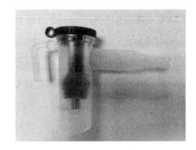

图 6-4-6　口含式雾化器

（2）无创呼吸机高流量经气切氧疗　无创呼吸机高流量经气切氧疗患者可选用小容量雾化器面罩雾化器，将雾化杯上端与面罩连接，底部与气源管连接，气源管另一端连接雾化泵，将面罩放在气切处，高流量氧疗与雾化吸入同时进行，雾化治疗 15～20min。

三、影响雾化吸入效能的主要因素

1. 患者自身的因素

（1）患者的认知、配合和依从性　患者的认知、配合和依从性决定了患者是否能有效地运用雾化器，能否配合呼吸形式等将大大影响雾化吸入的疗效。研究表明，只要患者能够正确使用雾化吸入装置，无论使用哪种雾化器，所达到的临床效果没有明显差异。

（2）患者的基础疾病状态　如果患者本身存在呼吸系统疾病，如呼吸道畸形、阻塞、气管及支气管黏膜的炎症、肿胀、痉挛以及大量分泌物潴留等情况时，或者因患者人工气道的建立，气道阻力增加，影响了气溶胶在呼吸道的运动和沉降，吸入的气溶胶分布不均匀，在狭窄部位沉降较多，阻塞部位远端的药物沉积减少，从而使临床疗效大大降低。

（3）患者的呼吸形式　影响气溶胶沉积的呼吸形式主要包括：吸气流量、呼吸频率和形式、吸呼比、吸气容积等。当吸气容量恒定时，随着潮气量的增加、吸气时间的延长，深而慢的呼吸更有利于气溶胶微粒在下呼吸道和肺泡沉积。

2. 雾化器吸入药物的因素

（1）气溶胶颗粒的大小　经典肺空气动力学研究显示，气溶胶颗粒的大小直接影响了气溶胶沉积的部位，能沉积于气道和肺部的气溶胶颗粒才是有治疗价值的雾化气溶胶颗粒，其直径应在 $0.5\sim10.0\mu m$，其中以 $3.0\sim5.0\mu m$ 疗效较好。

（2）单位时间的释雾量　是指单位时间离开雾化器开口端能被吸入的气溶胶量。当释雾量大时，在相同时间内被吸入的量大，药物剂量增大，沉积于气道和肺部的气溶胶颗粒也相对增多，能更有效地发挥治疗作用。但同时，药物短时间内进入体内增多，可能造成的不良反应也增多，需要综合评估。

（3）气流的压力和流速　气溶胶微粒的大小与气流的压力和流速有关，气流速度越快，气溶胶粒径越小，雾化颗粒直径大小和雾化量可以通过调节气流压力和流速来实现。

（4）雾化器工作原理　各种雾化器工作原理不同，产生的气溶胶颗粒直径大小差异可以超过 10 倍以上，影响其雾化吸入效能的因素也有所不同。

3. 人工气道的患者雾化吸入治疗特有的影响因素

（1）人工气道　人工气道会影响气溶胶进入下呼吸道，气管切开与气管插管相对比，气管切开路径短，雾化吸入时输送至下呼吸道的药量比气管插管多；气管切开患者脱机但未拔管时，使用小容量雾化器与气管切开面罩相比，使用小容量雾化器输送至下呼吸道的药量更高；如果雾化的同时以简易呼吸器辅助通气，可使进入下呼吸道的药量增加3倍。

（2）药物剂量的影响　人工气道会影响气溶胶进入下呼吸道，导致雾化吸入的治疗效果不如普通患者自主吸入的效果。因此，对于人工气道的患者应适当增加吸入药物的剂量，同时缩短雾化吸入间隔时间，增加治疗次数。

（3）加热湿化的影响　人工气道的患者必须进行气道加温、加湿，因为长时间干燥气体吸入会造成呼吸道黏膜损伤，也会使痰液黏稠不易排出，影响肺通气功能，加重肺部感染等。雾化吸入时，不用关闭加热湿化器。使用小容量雾化器时需适当增加药量。使用 PMDI 时，需连接干燥的储雾罐，使用完毕后应立即取下。由于呼吸过滤器可吸附大量气溶胶，当使用呼吸过滤器时，需将呼吸过滤器取下。

（4）呼吸机管路的影响　呼吸机管路中有接头和弯头，送气时容易形成湍流，导致药物大量沉积，使进入下呼吸道的药量减少，影响治疗效果。因此，机械通气的患者雾化吸入时应避免使用直角弯头，尽量避免呼吸机管路打折。

（5）输送气体密度的影响　应用低密度气体输送气溶胶可增加肺内沉积量。机械通气时由于送气量过高，易产生涡流，导致气溶胶发生碰撞而形成较大的液滴，无法进入下呼吸道。

（6）呼吸机设置　为了将气溶胶输送到下呼吸道，呼吸机设置的潮气量必须大于呼吸机管路和人工气道的量。但是当送气量高时，进入下呼吸道的气溶胶较少，因此，雾化吸入时呼吸机应设置低流量和方波送气以及较长的吸气时间，有利于气溶胶在肺内的沉积。

四、雾化吸入疗法的注意事项

1. 雾化吸入环境及设施的注意事项

① 雾化治疗区应布局合理、清洁干燥、每日按时通风、定期消毒。呼吸道疾病流行的季节，可适当增加空气消毒次数或延长消毒时间。

② 雾化过程中应保持室内排气系统正常运行，患者之间保持一定的距离，避免交叉感染，避免气溶胶导致的空气污染。

③ 传染病患者不应与普通患者同室进行雾化，同类型呼吸道疾病的患者应相对集中于同一区域。

④ 科室应保证设备齐全，具备雾化装置及相关配套耗材，同时配备吸氧、吸引器或负压装置，并配备抢救设备、药物。

2. 气溶胶相关注意事项

感染、气道高反应是与气溶胶相关的主要不良反应。气溶胶产生的过程中，雾化器和吸入药物的污染以及病原菌在患者间的交叉感染均视为气溶胶相关感染。气溶胶通常是冷的、高浓度的，容易诱发患者出现气道高反应，尤其是对于有肺部疾病史的患者。

相关注意事项如下。

① 进行雾化治疗时，操作者需在治疗前后流动水下充分洗手，配药时遵循无菌原则，避免污染药物和雾化器，减少患者间病原菌的传播。

② 雾化器应专人专用，每次使用后应及时清洗、消毒、晾干备用。

③ 同时需要几种药物雾化吸入治疗时，每种药物应尽量分开进行雾化，及时开启及时使用，避免药物污染或出现配伍禁忌。对于部分不能在同一容器中混合使用的药物，应严格遵医嘱用药。

④ 机械通气的患者进行雾化治疗时，必须在呼吸机的吸气端连接过滤器，避免对呼吸机造成损害。

3. 雾化吸入过程中的注意事项

在雾化吸入过程中，由于药物作用或呼吸过度通气等原因，部分患者可能会出现恶心、口干、面红、胸闷、气促、呼吸困难、血氧饱和度下降、口腔黏膜损伤等不良反应。

相关注意事项如下。

① 雾化前进行相关健康教育，教会患者正确的吸入方法，应缓慢深吸气，使药液尽量到达支气管和肺内。

② 雾化前协助患者清洁口腔，清除口腔内分泌物及食物残渣等。

③ 雾化吸入药液的浓度不能过大，量由小到大，速度由慢到快，给患者一个逐渐适应的过程。

④ 雾化时，协助患者取舒适体位，坐位、半卧位或健侧卧位抬高床头，雾化治疗时间以15～20min为宜，过程中应密切观察患者有无不良反应，及时对症处理。

⑤ 雾化后指导患者有效咳嗽，及时翻身拍背，协助排痰，必要时给予吸痰，保持呼吸道通畅。

⑥ 雾化后应漱口，减少药物对口腔黏膜的刺激。用面罩者雾化前不能抹油性护肤品，雾化时避免药物进入眼睛，雾化后及时洗脸。

⑦ 超声雾化方法容易使蛋白质变性，含蛋白质、肽类药物以及混悬液雾化吸入时，应避免使用超声雾化方法。

⑧ 对于心肾功能不全及年老体弱的患者，要注意防止因湿化或雾化量大造成肺

水肿。对自身免疫功能减退的患者，应注意防止口腔真菌感染。

⑨ 使用氧气为气源进行雾化吸入，一方面可迅速提高氧分压，另一方面，对于一些易出现 CO_2 潴留的患者，可能造成自主呼吸抑制和加重 CO_2 潴留。所以应充分评估患者，谨慎使用。

第五节 • 人工气道雾化吸入的护理

一、雾化吸入治疗前

（1）心理护理　意识清醒者，向患者解释治疗目的、配合及注意事项，使患者理解配合，及时告知患者疗效，多与患者沟通，减轻患者焦虑等情绪，取得患者信任。意识不清、烦躁患者予以安抚，必要时适当给予约束或镇静。

（2）饮食管理　雾化吸入治疗前 1h 不应进食，必要时清洁口腔分泌物和食物残渣，以防雾化过程中气流刺激引起呕吐。

（3）气道管理　治疗前评估气道内是否有痰，必要时需清理气道内分泌物。机械通气患者吸痰前后给予 3min 纯氧吸入防止低氧血症。人工气道必须妥善固定，监测气囊压力，防止意外脱管。

（4）皮肤管理　治疗前洗脸，清洁面部，不涂抹油性面霜，以减少药液在皮肤上的吸附。

二、雾化吸入治疗过程中

（1）体位管理　采取舒适的坐位或半卧位，床头抬高 30°～45°，使膈肌下降，增加潮气量，有利于药液沉积至终末支气管。对于不能坐起患者，采取健侧卧位，利于药液沉积到患侧。

（2）遵医嘱将药液置入雾化容器内，观察雾化器出雾情况。在雾化过程中需注意勿将药液溅入眼内。

（3）若同时应用两种或三种雾化药物，应遵循以下原则：首先要解除支气管痉挛（支气管扩张药），减轻黏膜水肿（糖皮质激素如布地奈德），最后应用祛痰药（乙酰半胱氨酸），降低痰的黏稠度、黏滞性使痰液排出。

（4）病情观察　密切观察患者生命体征，尤其是血氧饱和度情况。观察呼吸机参数变化、有无报警等。观察治疗过程中潜在的药物不良反应，如雾化过快或过猛可能导致患者出现剧烈咳嗽及喘息加重，必须放缓吸入速度；SABA 类药物可出现震颤或肌肉痉挛等，停药后可恢复；如出现呼吸急促、突发胸痛或患者有困倦感，必须立即停药并进行相应处置。

(5) 雾化后及时清理气道，指导患者有效咳嗽，辅助翻身叩背，必要时吸痰。

(6) 在操作过程中需严格无菌操作，治疗前后注意手卫生，雾化器专人专用，避免交叉感染。

三、雾化吸入治疗后

① 使用面罩雾化器的患者应及时洗脸，或用湿毛巾擦拭面颊，保持面部清洁干燥，防止药液残留刺激口鼻皮肤引起皮肤过敏或受损。

② 雾化结束后及时漱口，或用湿棉球擦拭口腔，特别是使用激素类药物之后，减少药液在口腔内沉积，减少口腔内真菌感染等不良反应的发生率。

③ 雾化吸入治疗结束后，需及时给予患者翻身、叩背，促进痰液排出，保持呼吸道通畅。

④ 每次雾化完毕后雾化器用清水冲洗、晾干、装好、备用。对于长期雾化吸入患者，每周更换一次雾化器。

第七章

人工气道拔管

建立人工气道是重症监护病房抢救和治疗呼吸衰竭等危重患者的有效手段，它能迅速解除呼吸道梗阻，有效施行机械通气，对维持呼吸道通气功能、保证机体供氧有着重要作用。而随着患者病情逐步平稳，进入康复期，为避免更多的并发症，应积极评估，创造条件尽早拔管。护士作为人工气道主要维护者，在拔管过程中承担着重要角色。

第一节 • 计划性拔管

人工气道拔管分为两种：一种是计划性拔管，另一种是非计划性拔管。与建立人工气道的指征类似，拔管指征主要有以下三个方面。

一、引起上呼吸道梗阻的因素已去除

当上呼吸道梗阻的病因去除后，可考虑拔管，但拔管后应密切观察患者是否再次出现上呼吸道梗阻的症状。中枢神经系统受损是引起上呼吸道梗阻的常见原因。

二、气道保护性反射恢复

气道保护性反射受影响的顺序，从大到小依次为咽、喉、气管及隆突反射。因此，评价气道保护性反射是否恢复，可观察咽反射是否恢复。带管情况下，如果患者存在吞咽反射，则喉、气管及隆突反射通常正常，此时拔管是安全的。

三、已撤离呼吸机

① 如建立人工气道的主要目的是实施机械通气，在患者意识清醒的情况下，撤离呼吸机后，可考虑拔除人工气道。

② 肺部听诊，双肺呼吸音清、对称。

③ 吞咽反射存在和瞳孔对光反应灵敏。

④ 患者可以自主呼吸。

⑤ 可自行咳嗽并将痰液排出。

⑥ 血气分析结果正常。

⑦ 经球囊放气试验确保患者无喉头水肿现象。

第二节 • 气管拔管危险因素的评估

初步拔管计划包括对气道和危险因素的评估。大体上气管拔管风险分为低风险和高风险两大类。见图 7-2-1。

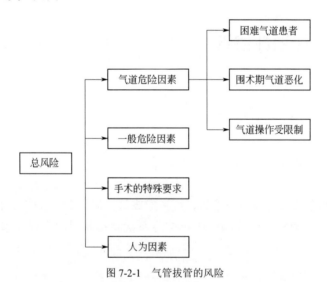

图 7-2-1 气管拔管的风险

（1）低风险拔管 指常规拔管操作，患者的气道在诱导期间无特殊，手术过程中气道保持正常，如拔管后需再次气管插管容易，患者常规进食且不存在一般危险因素。

（2）高风险拔管 指患者存在术前为困难气道、术中气道恶化、术后插管受限、合并一般风险因素等一项或多项气管拔管危险因素，拔管后需要再次插管且再次插管困难的情况。

① 困难气道患者：诱导期间已预料的和未预料的以及手术过程中可能会加剧的困难气道。包括病态肥胖、阻塞性睡眠呼吸暂停综合征以及饱胃的患者等。

② 围术期气道恶化：例如解剖结构的改变、出血、血肿、手术（甲状腺手术、颈动脉剥脱术、颈椎手术等）或创伤导致的水肿以及其他非手术因素。气管切除术以及长期气管插管的患者需要特别注意，因为拔管后再次气管插管往往比第一次插管更加困难，且常常合并面罩通气困难。

③ 气道操作受限制：插管术后因为各种固定装置导致气道操作困难或无法进行，如与外科共用气道、头部或颈部活动受限（下颌骨金属丝固定、植入物固定和颈椎固定）。

④ 一般危险因素：患者的整体情况也需要引起关注，它们可能使拔管过程变得复杂，甚至延迟拔管。包括呼吸功能受损、循环系统不稳定、神经或神经肌肉接头功能受损、低体温或高体温、凝血功能障碍、电解质紊乱等。

⑤ 人为因素：如工具准备不充分、缺乏经验及与患者沟通障碍等。

第三节 • 拔管护理

护士作为人工气道的主要维护者，在保证患者尽早拔管、安全拔管上起着重要的作用。

一、拔管前的规范性护理

1. 气道护理

① 充分湿化气道、鼓励咳嗽、彻底吸痰。

② 指导清醒患者行深吸气后咳嗽训练，以利深部痰液的咳出，每天至少 3 次，每次 5~6 下。

③ 昏迷患者咳嗽反射减弱，分泌物难以咳出，可刺激咽喉令其咳嗽。吸痰时严格无菌操作，调节合适的负压，掌握正确的吸痰手法，动作宜轻柔、敏捷，以免损伤气管黏膜。每次吸引时间不超过 10~15s，每吸引一次需更换吸痰管，避免感染或及时控制感染，从而缩短带管时间。

2. 切口护理

① 妥善固定气管套管，减少局部机械刺激。

② 套管绑带松紧适宜，为患者更换气管垫、取放内套管时应动作轻柔。

③ 翻身时避免颈部扭曲以免造成套管对气道内壁及切口处的机械摩擦，导致切口组织缺血坏死，气管黏膜水肿、瘢痕形成及肉芽增生。

3．进食管理

经鼻胃管进食的患者每次鼻饲前先抬高床头 45°～60°，彻底吸尽痰液，将气管套管气囊充气；进食后 30min 内尽量避免吸痰刺激，以防呛咳、反流引起肺部感染。

4．加强口腔护理

70%～75%的危重患者入院 48h 后，口腔有细菌定植。气管切开的患者往往经鼻胃管进食，口腔环境更利于细菌定植及下行至下呼吸道。根据口腔 pH 值选择合适的口腔护理液，每日早、晚进行口腔护理，同时每日数次使用温开水湿润口腔黏膜，可起到较好的口腔清洁效果。

5．心理护理

气管切开的患者大多病情较重，情绪较紧张，拔管前需与患者做好沟通与宣教，了解康复过程，解除对气管切开的依赖心理，取得患者配合，并告知在拔管过程中由于对气管的刺激，可出现短暂性的刺激性咳嗽及不适，使之有心理准备，避免恐慌，配合拔管。

6．康复护理

气管套管留置的时间越长，其合并症就越多，拔管失败的风险也就越大，而今康复医学在危重症疾病早期的介入也起着越来越显著的作用。腹式呼吸训练、肺活量提升训练、指导有效咳嗽咳痰等呼吸康复训练，按时戴说话瓣膜，建立良好沟通与心理指导，为患者树立信心，为下一步拔管做好充足的准备。

（1）拔管前呼吸训练　气管切开患者由于习惯性胸式呼吸或经气管切口呼吸，导致大部分患者拔管初期由于呼吸模式改变而不适应，增加了拔管的难度。因此必须早期训练，以增加吸气肌力量，提升肺活量，重新建立上气道通气模式（即恢复经口鼻呼吸）。

① 腹式呼吸训练：患者取仰卧位，一手放前胸，另一手放腹部，吸气时挺腹、呼气时腹壁向内收缩，使腹壁的活动度尽可能做到最大。吸气与呼气的时间比为 1∶（2～3），做到深吸缓呼，吸气用鼻，呼气用口，呼气时将口唇缩拢，如吹口哨样，每天 2 次，每次 10～20min。

② 肺活量提升训练：患者闭口经鼻吸气，然后通过缩唇，像吹口哨样缓慢呼气，吹棉丝、纸巾或蜡烛，也可以吹口哨。具体根据患者个体差异进行调整，每组 5～

10 次，每天 2 组。也可借助呼吸训练器，如图 7-3-1 所示。

（2）指导有效咳嗽训练　有效咳嗽能促进排痰，改善呼吸功能。患者咳嗽时通过振动肺部解决肺深部痰液排出的问题，提高肺通气量，有效降低下呼吸道感染的发生率。方法：让患者取坐位或卧位，增加活动度，先深吸气 5 次或 6 次后屏气，然后爆破性咳嗽、咳痰（图 7-3-2）。

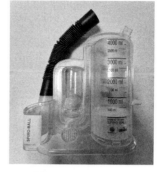

图 7-3-1　呼吸训练器

（3）漏气试验　进行气囊放气初期即可开始进行漏气说话试验。说话质量取决于上呼吸道完整性及气管插管与气管之间的空间。手指堵管试验：用手指堵住气管插管开口，如果感觉呈负压感，则插管与气管间的空间较小，可以更换小一号的插管。如果患者可以忍受漏气说话或者手指堵管，则可以开始使用说话瓣膜。

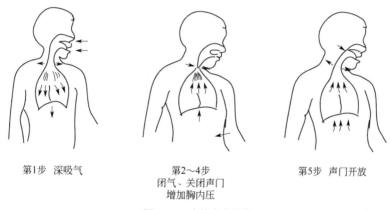

第1步　深吸气　　　　　第2～4步　　　　　　第5步　声门开放
　　　　　　　　　　　　闭气、关闭声门
　　　　　　　　　　　　增加胸内压

图 7-3-2　有效咳嗽训练

（4）戴说话瓣膜　说话瓣膜是一种单向通气阀装置，使用前其瓣膜处于密闭状态，在吸气相时开放，吸气末自动关闭，没有气体再从瓣膜排出，呼气相时气流经气管套管外与气管壁之间的间隙通过声带，自口鼻排出。初次戴说话瓣膜后，应重点观察患者血氧饱和度、呼吸及主观反应。戴的时长由日间间歇性戴逐步过渡到日间持续戴。在戴的过程中，如患者出现血氧降低、面色或口唇发绀、呼吸急促等症状，教会患者或照顾者学会快速把说话瓣膜拔除自救的方法。

二、拔管流程

拔管过程的原则是最大限度减少肺部供氧中断的时间。如拔管一旦失败，必须在最短的时间内启动备用计划，实现肺部通气。下面以低风险气切套管患者为例说明。

1．物品准备

负压吸引器，吸痰管，吸氧装置，纱布，胶带，注射器，抢救车，无菌手套，再插管用具如气管切开包。

2．患者准备

① 向患者解释说明拔管的步骤及注意事项，取得配合。

② 抬高床头 30°～40°，以便有利于缓解呼吸窘迫和给予辅助通气。

③ 未上机的患者拔管前给予 50%～80%氧气吸入 1～2min。

④ 保持静脉通路，保证有效药物治疗。

3．拔管

① 在直视下充分吸净口咽分泌物；动作轻柔、快速，每次吸痰时间不超过 15s，以免反复刺激气道，引起黏膜损伤、水肿等不适。

② 避免头颈部移动，放掉气囊的气体，一边做气管内吸引，一边随气管导管一起拔出，拔除后继续吸引口咽部的分泌物，立即经鼻导管或面罩吸氧，碘伏消毒切口，用无菌敷料固定粘贴伤口。

③ 鼓励患者用力咳嗽，必要时给予雾化吸入。

④ 拔管时需注意安抚患者情绪，避免由于过度刺激引起气道痉挛；拔管过程中应密切观察患者生命体征，动作迅速且轻柔；警惕原已存在的气道异常情况，并做好再次气管内插管的准备。

三、拔管后护理

① 拔管后 24h 内应密切观察患者生命体征，特别是呼吸及血氧饱和度的监测；床旁备好气管切开包和比原套管小一号的气管切开套管。一旦出现呼吸急促、哮鸣音、发绀等症状，立即报告医生查找原因对症处理，同时做好再次置管的准备。

② 予以低流量吸氧，若出现呼吸困难或血氧降低则改为面罩吸氧，并保持呼吸道通畅。

③ 观察呼吸道是否通畅，注意清除鼻咽和后鼻道分泌物，密切关注有无声音嘶哑，并警惕喉头水肿阻塞气道。

④ 呼吸道管理：适时进行雾化吸入、叩背，鼓励患者自行咳嗽。

⑤ 拔管后 30min 后查血气分析。

⑥ 拔管后禁食 4～6h。

⑦ 造口护理：造口在干燥及清洁的环境下可以自行愈合，使用清洁干燥的纱布无张力进行粘贴，不需要密封敷料。如果患者造口渗液较多，可使用水胶体薄膜敷料覆盖伤口，可以较好地保持切口清洁，促进切口愈合。

四、拔管后遗症的处理

1. 咽喉疼痛

气管插管属于侵入性操作，因插管时间过长或拔管过程中损伤咽喉部黏膜导致的咽喉局部充血或水肿，且随着插管通气时间延长加重对气道的损伤均会导致咽喉疼痛。患者拔管后出现咽喉疼痛并伴有声音嘶哑及异物感，通常会持续数天，严重者可能出现吞咽障碍，影响术后康复及预后。

引起咽喉疼痛的原因是在拔管过程中选择边拔管边吸痰的不当方式。在咽喉部的保护性反射没有完全恢复的情况下，此拔管方式不仅会刺激气管壁并分泌大量液体，加剧患者咽痛程度，易发生误吸或窒息的危险，还会使肺泡内氧浓度降低。因此，在拔除气管插管时应遵循快速吸痰的方式，快速准确地控制气道，缓慢增加吸气量扩张小气道，使萎缩的肺泡扩张，提高氧合指数。建议使用带声门下引流管的气管插管，可充分清除气囊上分泌物，降低拔管时误吸及拔管后咽痛的发生率。

有国内学者提出，导管留置时间越久，气囊及气管套管对咽喉部造成的损伤就越大，增加了支气管黏膜组织的缺氧缺血性损伤的概率，增加了拔管后咽痛等级。气管插管带管留置时间越长，患者拔管后不良反应发生率越高。因此，应定期进行带管监测，减少对气道的机械性损伤。

研究结果显示，深度镇静时，患者生理性应激反应降低，对循环和呼吸系统具有较大的抑制作用，不利于分泌物的排出，且可能会引发胃食管反流现象，增加拔管后咽痛程度。因此，根据患者实际情况进行合理的镇静选择，避免过度镇静，可采取阶段性镇静，定期评估镇静深度，维持血流动力学的稳定。

如果拔管后出现咽痛症状，应及时向患者充分解释，减少患者恐慌情绪，嘱患者暂时少说话，并遵医嘱使用雾化药物改善此情况。

2. 咽喉损伤

在插管过程中管芯过长或导管过硬过粗，均可直接损伤咽喉部软组织，引起水肿、血肿、黏膜损伤等。选择合适型号的导管，正确熟练掌握插管技术，动作轻柔。麻醉诱导时可使用适量肌松药，使肌肉充分松弛再进行插管操作，可有效减少咽喉损伤的发生。

一旦出现咽喉损伤，轻者无需特殊处理，1周左右可自行缓解。重者如出现喉头水肿，应及时清理分泌物，严禁说话，减少刺激，并结合药物气管雾化治疗。

3．声带麻痹

声带下缘6～10mm是喉返神经易损区，在气管插管术中或者套囊压迫喉返神经以及拔管过程中损伤声带，造成声带麻痹、声音嘶哑。为避免声带麻痹，在插管时应选择洁净的套管进行插管手术，操作过程中动作轻柔迅速，插管深度得当。插管后按时监测气囊压力。及时评估拔管时机，留管时间越长，声带麻痹的发生率越高。

单纯插管所致的声带麻痹多可自行恢复，或者被对侧声带功能所代替。单侧声带麻痹时可使用甲状腺及喉部成形术使声带恢复到正中位。双侧声带麻痹时，可采取杓状软骨切除和神经移植术。

4．气管痉挛

诱发支气管痉挛的因素很多，如呼吸道炎症、分泌物多、哮喘病史、吸痰、气管插管、拔管等刺激都会引起气道反应性增高。临床表现为支气管平滑肌痉挛性收缩、通气阻力增加、呼气性呼吸困难，血压、心率及末梢血氧饱和度迅速下降。常见表现为患者拔管后出现躁动及胸前不适，结合患者既往存在糖尿病、高龄、冠心病等危险因素。

充分的术前气道评估，关注病史及辅助检查。对于困难气道及高风险患者，拔管前备好抢救设备及药品，充分进行心理疏导，消除其顾虑，取得配合；拔管后密切观察患者反应和生命体征，可减少气管痉挛的发生。

一旦发生气管痉挛，立即启动抢救流程，视情况静脉给予解痉药物，重者需再次进行气管插管辅助呼吸。

5．气管塌陷

长期留置气管插管，由于气囊压迫气管壁时间过久，气管管壁发生缺血性坏死或者慢性炎症，局部液化，导致气管软化。在气管套管拔出后可能会并发气道塌陷等危急情况，造成通气受阻，甚至引起窒息危及生命。临床常表现为反复咳嗽、气促、喘鸣和下呼吸道感染。

长期气管切开术后拔管的患者，应密切关注患者能否自主咳痰、有无呼吸困难，尤其是拔管后初期应密切观察呼吸的频率、节律和深度，一旦患者出现呼吸困难逐渐加重，要高度警惕是否有气道塌陷迹象并尽早处理。

拔管前，进行充分评估，对发生气管塌陷危险性大的患者，要准备好气管插管和切开包等抢救用物，呼吸机备于床旁。要严密观察患者拔管后的生命体征，一旦发现患者出现呼吸困难、大汗淋漓、端坐位呼吸、口唇发绀等情况立即采取急救措施。若患者呼吸困难得不到缓解或越发加重，在医生到达前，可给予经面罩行无创呼吸机辅助通气。由于气管塌陷起病隐匿，早期诊断常有困难，但会有二氧化碳明显升高，血气分析变化比较迅速，故要严密监测动态血气分析。

第四节 · 非计划性拔管

非计划性拔管是指未经医务人员同意，患者自行将气管插管拔除或者气管插管脱落，也包括医务人员操作不当所致拔管，又称意外拔管。非计划性拔管是气管插管中较严重的并发症，处理不当可导致通气不足、气道损伤、出血、窒息甚至死亡。发生非计划性拔管主要有以下原因。

一、患者方面

（1）气管插管后患者的活动受限，舒适度发生改变，如人机对抗、口干、口渴、口鼻分泌物多、睡眠障碍、疼痛等。

（2）缺乏有效沟通 患者与亲友隔离，容易出现分离焦虑，且医护人员工作繁忙，无法做到与患者充分交流，这样患者没能及时得到外界和亲友的信息，患者容易产生恐惧、忧郁、孤独、悲观厌世等消极情绪反应。

（3）缺乏有效约束 对意识障碍并且躁动的患者使用约束带时过松、过紧或者绑的部位不正确均可造成意外拔管。对于烦躁患者，尽管肢体已约束，但仍能通过移动躯体、摇晃头部、摩擦床沿而导致脱管，或通过挣脱约束带而拔管。也经常有患者在床头抬高或躯体翻身时，受约束的手触到插管后即可拔管，拔管后手仍处于约束状态。

二、医护方面

（1）插管方式 ICU 经口气管插管患者比经鼻气管插管患者非计划性拔管发生率高，原因是经口气管插管压迫舌根部易引起患者不适，易诱发患者烦躁，而将气管导管拔除。

（2）导管固定不牢 由于长时间的气管插管及患者无自理能力进行面部清洁，面部经常出现油渍、汗渍、口腔分泌物过多等情况，使胶布的黏性减弱致固定不牢，导致胶布松脱，以至于在患者活动或剧烈咳嗽时导管自行脱出。

（3）气囊原因 护士没有正规监测气管插管的气囊压力，在气囊充气不足或处于放气期间，易在外力作用下导致导管脱落。

（4）护理人员意识低　从意外脱管发生的时间来看，多发生在工作忙、人员少的中午和夜班。护理人员对留置有重要管道的危重患者不重视，掉以轻心。

因此临床中应为患者实施针对性护理，针对性护理干预主要是指针对患者的实际情况、意识状态、疾病严重程度等，为患者实施的强化护理人员的安全认知、针对性的对护理人员的管理、针对性的约束护理、针对性的行为护理及针对性的拔管指征评估等多元化的护理措施，最大限度上预防非计划性拔管的发生，增进护患之间的沟通交流，促进患者救治效果的提高，利于患者康复及预后。

第八章

人工气道并发症及护理

第一节 • 气管套管脱出

气管套管脱出指无拔管指征的患者，气管外套管意外脱出。部分患者可因呼吸道梗阻而发生窒息；完全依赖机械通气患者可因缺氧而发生严重后果，甚至危及生命。

一、发生原因

造成脱管的原因有两方面，分别为医护原因和患者原因。

1. 医护原因

（1）插管方式 气管插管包括经口及经鼻气管插管（图8-1-1）。资料显示，经口气管插管患者发生脱管的概率较高，原因是经口气管插管压迫舌根部引起患者不适，镇静药减量后，易诱发患者烦躁而自行将气管导管拔出；经鼻气管插管压迫较轻，不易发生脱管。经口气管插管比经鼻气管插管更易操作，但经口气管插管不易固定，长时间放置牙垫使患者口腔疲劳不适，容易导致脱管；而经鼻插管易固定，不影响口腔护理，有的患者甚至在清醒的情况下也可耐受，相对不易拔管。

（2）缺乏科学的镇静 维持气管插管的基础是达到一定的镇静深度，使迷走神经和舌咽神经适当受到抑制，从而使患者能够耐受气管插管的刺激。

（3）未对患者采用适当有效的约束 对于清醒不能耐受插管者，如有拔管倾向，应适当使用有效的约束来阻止脱管的发生。

（4）医疗护理操作不当 搬运患者、吸痰、口腔护理、整理导线等操作时将导管牵拉拔出。

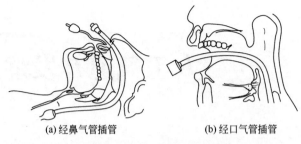

(a) 经鼻气管插管　　　　　　　(b) 经口气管插管

图 8-1-1　经口及经鼻气管插管

（5）通气模式不合理　机械通气时对患者的通气模式选择不合理，造成患者过度烦躁。

（6）气管切开位置较低　在手术时由于患者体位摆放不当，造成切开位置偏低，绑带固定时向颈后斜上方牵拉，易造成脱管。

2. 患者原因

（1）患者的意识状态　意识障碍的重症患者，常伴有不同程度的烦躁不安，特别是在夜间，由于迷走神经兴奋，心率、呼吸频率降低，肺泡通气不足，二氧化碳潴留，易出现头痛、烦躁、幻觉等意识障碍。

（2）舒适的改变　由于患者长期留置管路，造成患者活动受限，可能使患者产生紧张、烦躁、悲观、绝望的情绪。其结果是不配合治疗和护理，易造成脱管。

（3）年龄因素　老年人和年龄较小的患儿，由于对管道的意义认识不足，缺乏对管道的自我保护意识，同时对管道的适应性差，对不适敏感性高，易发生脱管。

二、临床表现

（1）呼吸困难　呼吸困难是脱管后最常见的突出症状。尤其是刚行气管切开术后，气管切开造口周围组织未形成窦道，套管脱出后切口可自行闭合，导致呼吸困难，甚至死亡。

（2）能重新发声　若患者能重新发声，则可能发生了脱管。小儿气管切开术后若发生套管脱出，则啼哭声是其突出症状。

三、预防及处理

（1）评估患者脱管的危险因素，评估患者的意识状态、管路情况、患者耐受情况、肢体约束情况，找出患者自行拔管的危险因素，有针对性地给予预防措施并进行重点交接班。对于清醒患者，耐心解释气管插管的重要性，取得其配合，借助家庭的力量树立患者战胜疾病的信心，使用小册子、手势语、音乐疗法等，以防止自行拔管；对于躁动患者，合理使用镇静药并配合有效的肢体约束，减轻患者不适感，降低拔管概率。

（2）加强医护人员的责任心，向患者及家属做好宣教，并交代好陪护人员，尤其在夜间要注意精心陪护，防止患者无意识拔管。

（3）提高置管患者的舒适度，对于气管插管的患者，妥善固定气管导管，使头颈稍后仰以减少压迫。密切观察导管位置及固定情况，保持导管位置正确，依据颈部出现的变化对约束带进行调整。每班评估、测量，记录插管深度，检查、调整固定带松紧度，并交班。如导管固定不牢或固定带潮湿，需及时更换。

（4）护理操作前　先检查套管的固定情况，在有效固定的情况下再行护理操作，避免重力牵拉。一人翻身时应先安放头颈部，再旋转躯体；多人翻身时动作要协调一致，避免头面部与躯体背向而行，使气管扭曲，造成脱管。吸痰时，如痰液较深，应先叩背再吸痰，吸痰动作应轻柔，避免强行牵拉导管，注意观察患者剧烈咳嗽、恶心时导管是否出现移位。

（5）一旦发生意外脱管，应立即通知医生，评估患者情况，考虑是否重新插管。处理流程见图 8-1-2。

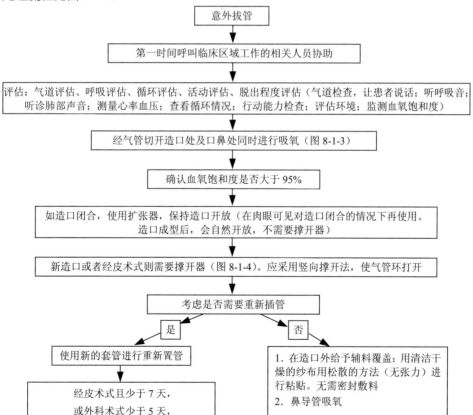

图 8-1-2　意外拔管处理流程

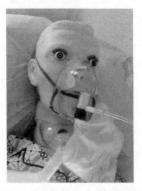 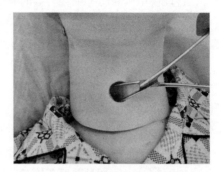

图 8-1-3　经气管切开造口处及口鼻处同时进行吸氧　　　　　　　图 8-1-4　撑开器

第二节 • 气管套管阻塞及移位

随着医学的不断发展，人工气道的建立和使用已被广泛应用于临床，改善了重型抢救患者的预后。但建立人工气道之后，上呼吸道正常生理功能消失，呼吸道加温、加湿、过滤功能消失，防御功能减弱，容易引起分泌物堆积，导致气管内套管阻塞；与此同时，由于气管切开处固定不当或出现套管脱出及移位，常导致皮下气肿、呼吸困难甚至窒息，对患者生命安全造成威胁。

一、发生原因

1. 气管套管阻塞

① 患者有呼吸道炎性病变或伤口感染，呼吸道分泌物多且黏稠，吸痰不及时或不彻底，内套管未及时清洗等，导致气管内套管阻塞。内套管有血液凝块形成，也可导致气管套管阻塞。

② 气管切开后呼吸道水分丢失增加可达 800mL/d，若湿化不充分，易造成痰液干燥结痂阻塞气管内套管。

③ 当使用材质过于柔软的气管套管时，如气囊充气压力过高，将使导管变形、内径变小，而引起呼吸道梗阻。

④ 吸痰动作粗暴，使气管柱状上皮被破坏，导致痂皮形成，黏液黏附于痂皮上，易阻塞气管内套管。

2. 气管套管移位

① 患者气管套管尾端紧贴气管后壁，导致气流受阻。

② 导管脱出气道，掉落气管前的软组织中。

③ 插管时直接插入或者插管脱出后再置管时未送到位。

二、临床表现

(1) 吸痰管插入阻力的评估　吸痰管插入有阻力，可能有导管扭曲或痰痂。

(2) 呼吸机参数指标的评估　潮气量低、呼吸频率增快、气道压力升高。

(3) 呼吸情况评估　胸廓运动减弱，听诊双肺呼吸音弱。

(4) 患者憋气明显、烦躁、发绀、大汗、心率增快、呼吸困难，严重时发生窒息。

三、预防及处理

1. 保持呼吸道通畅

监测患者的呼吸相关参数，按需吸痰，每次吸引时间不超过 15s，动作轻柔，压力不宜过大，以免损伤黏膜。选择合适大小的吸痰管（表 8-2-1），每次吸痰应尽量吸尽，避免反复抽吸。操作过程中密切观察患者面色及生命体征变化。必要时使用支气管镜直接吸引或钳除痰痂或更换气管套管，以保持呼吸道通畅。

表 8-2-1　气管插管内径及合适的吸痰管型号

气管插管内径	吸痰管型号
7.0mm	10F
7.5mm	12F
8.0mm	14F
8.5mm	14F
9.0mm	16F

2. 加强气道湿化

注意病房的环境管理，室内温度应保持在 22～24℃，相对湿度应保持在 50%～60%。合理限制探视，加强室内消毒，减少人员流动。保持呼吸道湿润，促进痰液的稀释和排出，防止痰痂的形成。对于气管切开患者，应 24h 持续湿化，因为气管切开绕过了上呼吸道，失去了上呼吸道对气体进行加温、加湿的过程，所以为气管切开患者进行气体湿化是十分必要的。一般使用合适的湿化装置，使患者吸入气体的温度保持在 37℃、相对湿度达到 100%。对痰液黏稠患者还可配用雾化器，建议小剂量、短时间、间歇雾化，结合叩背将痰液排出。脱机时可使用温湿交换器（人工鼻），见图 8-2-1，人工鼻可维持痰液在理想的湿化状态，有利于痰液吸收，降低气道干燥和痰液结痂，减轻患者不适，缩短气管插管戴管时间。但在使用人工鼻时要注意有分泌物污染时需及时更换，无污染时使用超过 24~48h 也应更换。人工鼻具有过滤功能，能过滤气溶胶，故做雾化吸入时应取下人工鼻。

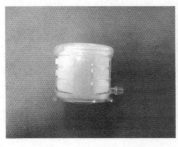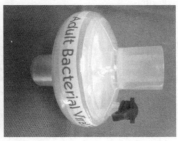

图 8-2-1　温湿交换器

3．严格执行消毒管理工作

使用金属套管时，内套管应每日定时清洗、消毒，分泌物较多时应随时清洗（使用无菌用水）。使用专用的海绵棒清洁，防止刮伤内壁。气切套管建议 28 天进行更换，如有特殊情况，应随时更换。保持切口敷料清洁干燥。

4．有效引流气道痰液

除有效吸痰外，还可利用体位引流、背部叩击、胸部震颤、刺激咳嗽等物理治疗促进痰液排出。

5．监测

定时测量气囊内压力，使其保持在 25~30cmH$_2$O。每 4h 监测气囊压力，避免气囊充气不足而引起误吸。

6．准确记录出入量

保证液体入量，避免因入量不足而引起痰液黏稠。

7．检查呼吸机

经常检查呼吸机，及时清除管道内的冷凝水。妥善固定呼吸机管路，避免导管脱落、移位，同时注意管路系带的松紧及检查气管导管插入的深浅情况，避免患者因不耐管造成导管活动、摩擦发生，减少因黏膜受损引发的管路堵塞。

8．加强营养支持

鼻饲期间床头抬高 30°~45°，以防止反流。保持胃管开放，控制营养液的输注速度，观察有无腹胀和恶心呕吐症状，如有则需要进行胃肠减压。

9．导管移位采取流程

（1）让患者咳嗽，摆体位到尽量直立位。

（2）拔出内置导管，观察内置导管情况，去除因内置导管而出现的问题。

（3）呼叫临床区域工作的相关人员协助。

（4）经气管切开造口处及口鼻处同时进行吸氧。

（5）如果情况未得到改善，给予吸痰，检查吸痰管是否可以顺利通过插管并达到插管以下。如果能顺利通过并达到插管以下，说明插管在气道内，如果不能，需要启动紧急救援团队。同时气囊放气（放气前清除口鼻腔内的分泌物），确保氧气能经口鼻到达肺部。

（6）准备再次插管，需要准备的物品有复苏设备和 CO_2 检测仪、气管插管和通气设备、吸痰设备，需要时备指氧血氧饱和仪、气管扩张器、输氧装置等。

（7）救援团队到达后重新建立人工气道。

（8）如果患者没有生命体征，需就地进行心肺复苏；如果患者生命体征不稳定，则提示导管堵塞。

（9）人工气道患者的心肺复苏术方法与无人工气道患者相同。

① 评估环境安全，呼唤患者，呼叫临床区域工作的相关人员协助。

② 气管切开患者拔出内套管，确定管路通畅。

③ 用手感受气管切开造口处有无气流呼出，查看有无胸廓起伏。

④ 如无自主呼吸，需马上行心肺复苏术，心外按压频率 100～120 次/分。

⑤ 气囊连接气管插管，按每分钟 10～12 次送气。确保气囊充气状态，否则无法保证潮气量。

⑥ 持续心外按压，等待复苏团队。

⑦ 如果患者气管插管已经堵塞，需要持续心外按压。一方面，一个人予以心外按压，另一人同时检查插管情况。如患者插管完全脱出，必须口鼻同时给氧，并用手堵住气管切开造口，防止气流从造口处流出，通气/按压比为 2∶30，保持头部后仰、下颌抬高。

⑧ 明确插管状态，如果有气道阻塞，即使经口鼻给氧，也是无效的。

第三节 • 感染

人工气道的建立破坏了呼吸道屏障，损伤气道黏膜，削弱纤毛清除能力和咳嗽发射，刺激气道分泌，抑制吞咽运动，恶化口腔卫生，进而增加了感染的概率。

一、发生原因

① 操作时无菌技术执行不严格或消毒不彻底，如切口消毒不严格、未及时更换敷料、吸痰时将带菌的痰液溅到切口上而引发感染。

② 气管切开破坏了呼吸道的防御功能，误吸和吸痰不严格执行无菌操作规范均可导致外部或口咽部细菌进入肺部，造成肺部感染。

③ 环境空气消毒不严格，易使病室内各种细菌、病毒增多，增加感染机会。

二、临床表现

（1）切口感染　表现为局部红、肿、有分泌物，创面愈合不良，窦道形成延迟，严重者套管松动、容易脱出，管周漏气或有呼吸道分泌物沿管周溢出。

（2）肺部感染　常有发热、咳嗽、咳脓痰，严重时可致呼吸衰竭。肺部 X 线可见浸润性阴影。

三、预防及处理

1．严格遵守消毒制度

常规每天 2 次更换切口敷料，痰液较多、切口有渗血或者患者出汗较多时应随时更换敷料，保持切口敷料干燥。

2．吸痰护理

严格无菌操作，吸引不同部位的痰液时应更换吸痰管，吸痰前充分给氧，选择合适的吸痰管、吸痰方式及负压（−80～−120mmHg）吸引。对于痰液黏稠患者经充分评估后，可适当增加负压。定期留取呼吸道分泌物进行培养。氧储备差、低氧血症、使用高呼气末正压机械通气及呼吸道传染性疾病的患者应使用密闭式吸痰（图 8-3-1）。密闭式吸痰能够减少交叉感染的发生；保证患者机械通气治疗不间断；避免开放式吸痰中由于吸痰时间过长引起的肺泡塌陷、低氧血症。

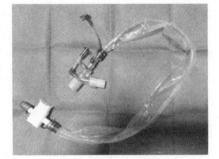

图 8-3-1　密闭式吸痰

3．体位护理

患者进食期间应给予床头抬高至少 30°，防止误吸反流。长期卧床患者易发生坠积性肺炎，在吸痰前应给予叩背，易于痰液咳出。

4．呼吸机管路管理

呼吸机管路一经污染应及时更换；集水杯置于管路最低位，避免管路中的冷凝水倒流至气道或湿化罐；不要随意脱开呼吸机管路以保持内部不受污染。

5．保持呼吸道通畅

气管切开后导致患者清理呼吸道无效，为保持呼吸道通畅，气囊放气前必须吸净口鼻咽分泌物，并及时清理气囊上滞留物（图8-3-2），防止误吸。宜使用带有声门下吸引的气管插管，减少分泌物误吸入。

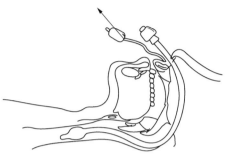

图 8-3-2　气囊上滞留物

6．口腔护理

针对呕吐患者，及时将口腔中滞留物清理干净。患者呈半侧或侧卧姿势，避免误吸，用口腔护理液定期进行冲洗；针对清醒患者，口腔可用棉棒进行擦拭；昏迷患者可给予负压吸引式牙刷刷牙。建议也可使用冲洗与擦拭相结合的方式提升口腔护理的效果。洗剂可用氯己定。

7．加强病室管理

保持空气流通，限制人员流动，定期进行空气消毒，用含 500mg/L 的有效氯消毒液擦拭床、床头柜等物品，2 次/天，地面 3 次/天。

8．防控感染

发生感染者，根据细菌培养及药敏试验结果，合理使用抗生素，尽量缩短用药时间。

9．胃肠道管理

在保证营养的前提下，防止胃过度扩张，减少回流。

10．预防压疮

注意绑带松紧程度，防止压疮。气囊充气，保持气囊压力在 25~30cmH$_2$O。

11．每日唤醒及自主呼吸试验

减少机械通气时间，每日唤醒及自主呼吸试验。

第四节 · 呼吸道出血

一、发生原因

① 切口感染导致气管切口周围的组织血管损伤，引起大出血。

② 套管选用不合适或发生旋转，导管固定不正，尖端压迫局部黏膜，引起溃疡、坏死，使气管壁受到损伤；导管固定不牢靠，呼吸机管道内压力变化引起管道伸缩，牵动气管导管上下移动，发生物理摩擦，造成黏膜受损。

③ 不正确操作，如用力过猛、负压过高、吸痰次数过频、抽动过快、停留时间较长、湿化不足，可使气管黏膜受损，血管破裂出血。

④ 气囊充气过多，压力过高，压迫气管壁形成缺血性黏膜溃疡或坏死。

二、临床表现

① 出血量少者吸痰可见血痰；量大者可见鲜血从气管插管内溢出。

② 出血量小者可致小气道堵塞，进而引发局限性肺不张；出血量大时可流入气道引发患者窒息，患者出现血压下降、心率加快、面色苍白、四肢湿冷等休克表现，甚至呼吸、心搏骤停。

三、预防及处理

（1）术前根据患者年龄、胖瘦选择合适的气管切开套管，最好能备 2 套以供更换。患者烦躁时，给予适当镇静，以防气管导管旋转损伤气管壁及血管。气管插管时动作应轻柔，插管前端应充分润滑，避免损伤气道黏膜。

（2）正确吸痰　掌握吸痰时机，吸引负压不宜过大，一般在 $-80 \sim -120$ mmHg，避免不必要的吸痰操作。每次吸痰时间不超过 15s，动作轻柔，采用非旋转吸痰方法，以减少刺激。吸痰管插入不宜过长，伸出导管 0.5cm 即可，以防止操作过程中管道进入过深引起大出血。

（3）体位管理　密切观察患者头部，避免过度屈曲、后仰或扭曲，避免因套管摆动造成气管壁损伤。

（4）长期机械通气者应选用高容量低压型气囊导管（图 8-4-1），可有效封闭气道，又不高于气道黏膜毛细血管灌注压。不需要间断放气，但

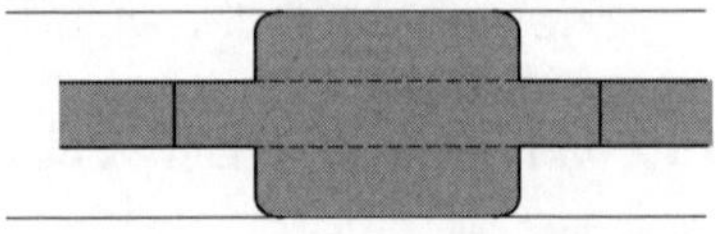

图 8-4-1　高容量低压型气囊导管

要定期监测气囊压力，防止气囊压力过高引起黏膜损伤。

（5）预防和积极治疗切口感染　每日至少 2 次消毒气管切口，覆盖纱布应做到随湿随换，若有切口感染应增加换药次数。

第五节 • 气管食管瘘

一、发生原因

① 由于气管内套管的压迫、摩擦，使气管壁发生坏死，并向后穿透气管壁，形成气管后壁与食管前壁间的异常通道。

② 切开气管软骨时切入过深，穿入气管后壁，损伤食管。

③ 不合适的气管套管可造成气管前壁压迫，套管与呼吸机不匹配，呼吸机工作时造成气管套管较大幅度振动，容易损伤气管壁，长时间磨损可致食管损伤。

④ 吸痰或取放内套管时动作粗暴，使内膜发生局部缺血、溃疡、坏死，最终穿透毗邻的食管壁，形成气管食管瘘。

二、临床表现

① 气管内分泌物明显增多并呈唾液性状提示瘘管形成。

② 经口营养的患者吞咽时可能出现呛咳，并在吸痰时出现液体或食物。胃食管反流的患者可以在吸痰时经口瘘口吸出胃内容物，并伴相应症状。如果气管套囊位于瘘口上方，机械通气经瘘口、食管进入胃可导致胃严重扩张。

③ 明确诊断的方法有：拔出气管切开插管，经气管切开口可直接看到瘘孔或行支气管镜检查可窥见瘘口。在有气管插管或气管内插管套囊充气时行食管镜检查也可以看到瘘口，瘘口最典型位于食管前壁气管造口后方。通常不需要进行造影检查，在大多数病例中，瘘口均较大。无条件做上述检查者，从食管注入亚甲蓝，如气道分泌物被染色，则可证实气管食管瘘形成。

三、预防及处理

① 选择适当的套管，避免气管内膜的机械性损伤，将呼吸机管道正确置于支架上，避免过度移位和牵拉而损伤气道。避免气管内黏膜局部血液循环长期受压。气囊充气时应用气压表监测气囊内压力，保持在 25～30mmHg。使用高容量低压型气囊，减少对气管的压迫。对于气管切开无需机械通气的患者，如果气道自我保护能

力良好，可将气囊完全放气或更换为无气囊套管。

② 如发生气管套管移位，应及时纠正。

③ 出现气管食管瘘时应暂禁食，或使用特殊的双气囊胃管，一只气囊压迫在食管上端，另一只气囊压迫在贲门处，这样可以从胃管内注入少量的食物和药物，每次注入量不超过 50mL；使用食管支架封闭瘘口，避免胃酸进入，可取得较好的治疗效果。

④ 气管食管瘘一般愈合十分困难，必要时行手术缝合。

第六节 • 气管软化及气道肉芽肿

一、发生原因

（1）气囊充气不当　气囊内充气过多，造成高气囊压，气管壁长期受压，使局部黏膜供血不足或缺血。

（2）多次插管、切开与换管　易损伤气管中上段黏膜组织，继而导致细胞增生，产生肉芽肿。

（3）吸痰护理操作不当　吸痰时吸痰管伸入过长、反复抽吸、动作粗暴、负压过大、反复刺激造成黏膜损伤，并发炎性改变进而形成肉芽肿。

（4）气管切口过小或套管过大　强行将套管插入，易压迫气管塌陷或造成气管黏膜损伤，引起肉芽增生。

二、临床表现

1. 气管软化

① 气囊内注入较大的气体量仍发生气囊压力不足，不能保证患者正常机械通气，可怀疑气管软化。

② 胸部 X 线检查可见气管膨出。

2. 气道肉芽肿

（1）气道压高　呛咳、人机对抗、持续气道高压报警。

（2）吸气性呼吸困难　喘憋、"三凹征"明显。

（3）吸痰管放置不畅　堵塞严重者插入吸痰管有阻力。

（4）辅助检查　支气管镜检查可以对狭窄部位、长度、范围、程度等做出较准确诊断。

三、预防及护理

1．应急处理

应用特殊加长气管套管（图 8-6-1），越过肉芽肿或气管软化部位，维持患者有效通气。

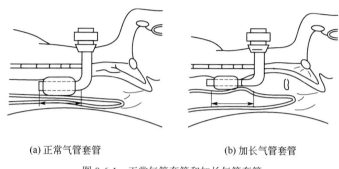

(a) 正常气管套管   (b) 加长气管套管

图 8-6-1　正常气管套管和加长气管套管

2．手术切除

可对肉芽组织本身或整个病变气管段进行切除。由于肉芽组织血管丰富，故手术时出血多，止血困难，并很难彻底清除，容易复发，切除气管段创伤太大，因此目前大多数采取介入疗法。

3．介入疗法

在支气管镜辅助下，通过激光烧灼、电刀烧灼、冷冻、光动力治疗、支架置入、球囊扩张近距离照射、射频消融等治疗，消融中央大气道内的增生性病变，去除气道内异物。

第九章

人工气道患者的康复

第一节 · 人工气道康复评估

一、静态肺功能评估

1. 定义

通过对呼吸容量、流速、压力等的测定和呼吸气体成分的分析，了解呼吸系统器官、组织的功能状态。其目的是早期检出肺和气道病变、鉴别呼吸困难和咳嗽的原因、评估疾病的严重程度、评定药物和其他治疗的疗效、评估患者运动强度和耐受性以及对危重患者的监护。

2. 适应证

① 采用肺功能检查对呼吸障碍进行定量分析。
② 用于观察正常呼吸及最大吸气和最大呼气过程中的变化。
③ 根据肺容积的改变对呼吸功能障碍进行定性（阻塞性肺疾病或限制性肺疾病）。

3. 禁忌证

急性心肌梗死（1个月内）、心功能不全、肺大疱、气胸、近期咯血（2周内）、痴呆或意识错乱等不能配合完成评定的情况。

4. 操作要点

① 测试前告知患者平静呼吸，然后尽可能做深吸气和深呼气。

② 通过过滤器连接于患者气管套管外口，保持气囊充气；戴说话瓣膜患者将咬嘴放于口中，夹好鼻夹。

③ 安静状态下做最大吸气和最大呼气。

④ 安静状态下做最大吸气，即刻迅速、用力和完全呼气。

⑤ 每次测量后重复测试 3 次。

⑥ 测试后检查结果的可接受性和可重复性，并给予患者反馈。

5．解读

各类型通气功能障碍的判断与鉴别见表 9-1-1。

表 9-1-1　各类型通气功能障碍的判断与鉴别

通气功能障碍类型	FVC	FEV_1	FEV_1/FVC
阻塞性	—/↓	↓	↓
限制性	↓	↓/—	—/↑
混合性	↓	↓↓	↓

注：—为正常；↓为下降；↑为上升；FVC 为用力肺活量；FEV_1 为第一秒用力呼气容积。

二、电阻抗成像

1．定义

电阻抗成像（electrical impedance tomography，EIT）是一种无创的以人体内部电阻率分布为目标的重建体内组织图像技术。人体是一个大的生物电导体，各组织、器官均有一定的阻抗，当人体的局部器官发生病变时，局部阻抗必然与其他部位不同，因而通过对阻抗进行测量可诊断人体器官病变，还可以明确显示患者肺部通气情况，如图 9-1-1 所示。

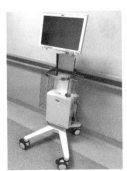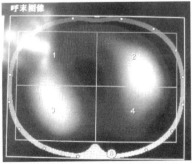

图 9-1-1　电阻抗成像

2．适应证

目前 EIT 技术应用在机械通气监测、气胸、胸腔积液诊疗、呼吸理疗、俯卧位通气监测、呼吸机撤机以及肺栓塞诊疗方面。

3．禁忌证

胸部皮肤不完整、不能戴电极缚带的患者、放置心脏起搏器及植入式心律转复除颤仪的患者、体重指数超过 50 的患者、潮气量小于 200mL 的患者。

4．操作要点

① 每次测试前需进行设备检查。
② 戴电极缚带前清洁患者皮肤，必要时刮除胸毛。
③ 根据患者锁骨中线上第 4 至第 6 肋间隙位置估计患者胸围，选择合适尺寸的电极缚带。
④ 扣紧电极缚带使之与患者皮肤紧贴。
⑤ 连接中继电缆并进行监测。

三、常用功能评定量表

康复评估过程中，需要使用定量或定性的相关量表（图 9-1-2），结合患者主观感觉和客观分析，对患者进行综合评价。此外，越来越多的问卷调查结果也趋于标准化。常使用的评估量表涵盖了意识状态评估、患者呼吸困难程度评估、吞咽功能评估、营养状态评估、心理评估、疼痛评估、体适能评估、戒烟筛查及意愿评估等。见表 9-1-2 至表 9-1-16。

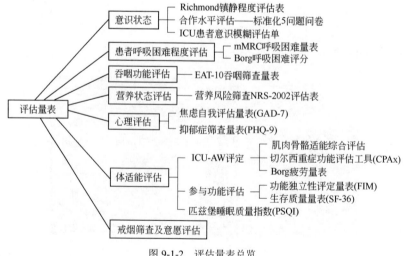

图 9-1-2　评估量表总览

表 9-1-2　Richmond 镇静程度评估表（PASS）

评分/分	表现	具体表现
+4	好斗	好斗、暴力、对医务人员有威胁
+3	非常激动	拔身上的插管等，有侵略性
+2	激动	频繁无目的的活动，抵抗呼吸机
+1	焦躁不安	焦躁不安，但没有侵略性的行为、活动
0	意识良好、平静	自动注意到照顾者
−1	嗜睡	不完全清醒，但能被声音唤醒（眼睛睁开或交流>10s）
−2	轻度镇静状态	对声音有轻度反应（眼睛睁开或交流<10s）
−3	中度镇静状态	对声音有眼睛的动作或能睁眼，但是没有眼神交流
−4	重度镇静状态	对声音没有反应，但是对物理刺激有眼睛的动作或睁眼
−5	不能被唤醒	对声音和物理刺激无反应

表 9-1-3　标准化 5 问题问卷（S5Q）

序号	评估内容	得分/分
1	睁开和闭上你的眼睛	
2	看着我	
3	张开你的嘴并伸出舌头	
4	点点你的头	
5	我数到 5 时，请皱皱你的眉	

评分说明：每一项能正确完成得 1 分，无法完成得 0 分。5 分表明患者有足够的合作水平。

表 9-1-4　ICU 患者意识模糊评估单（CAM-ICU）

内容	阳性标准	如阳性在这里打√
特征 1：意识状态急性改变或波动 意识状态是否与其基线状况不同？或在过去 24h 内患者的意识状态有无任何波动？表现为镇静量表（如 RASS）、GCS 或既往谵妄评估得分的波动	任何问题答案为"是"→	□
特征 2：注意力障碍 数字法检查注意力（可用图片法替代） 指导语：对患者说，"我读 10 个数字，任何时候当您听到数字 8 时，就捏一下我的手。"然后用正常的语调朗读下列数字，每个间隔 3s；6、8、5、9、8、3、8、8、4、7 当读到数字 8 患者没有捏手或者读到其他数字时患者做出捏手动作均计为错误	错误数>2→	□
特征 3：意识水平改变 如果 RASS 的实际得分不是清醒且平静（0 分）为阳性	PASS 不为"0"→	□

内容	阳性标准	如阳性在这里打√
特征4：思维混乱 是非题 （1）石头是否能浮在水面上？ （2）海里是否有鱼？ （3）500g 是否比 1000g 重？ （4）您是否能用榔头钉钉子？ 当患者回答错误时记录错误的个数 执行指令 对患者说："伸出这几根手指"（检查者在患者面前伸出 2 根手指），然后说："现在用另一只手伸出同样多的手指"（这次检查者不做示范） ※如果患者只有一只手能动，第二个指令改为要求患者"再增加一个手指" 如果患者不能成功执行全部指令，记录 1 个错误	错误数>1 →	□
CAM-ICU 总体评估特征 1 加 2 和特征 3 或 4 阳性=CAM-ICU 阳性	符合标准→	CAM-ICU 阳性 （谵妄存在）
	不符合标准→	CAM-ICU 阴性 （无谵妄）

表 9-1-5　mMRC 呼吸困难量表

评分/分	临床表现
0	只有在剧烈运动的时候才会感到呼吸困难
1	在着急的时候或走缓坡的时候会感到呼吸困难
2	因为按自己的步伐走路时气短或必须停下来休息，所以走路比同龄人慢
3	步行 100 码（91.44m）或几分钟后就要停下来休息
4	呼吸困难不能离家或穿衣、脱衣时呼吸困难

表 9-1-6　Borg 呼吸困难评分

0 分	一点也不觉得呼吸困难
0.5 分	非常非常轻微的呼吸困难，几乎难以察觉
1 分	非常轻微的呼吸困难
2 分	轻度的呼吸困难
3 分	中度的呼吸困难
4 分	略严重的呼吸困难
5 分	严重的呼吸困难
6~8 分	非常严重的呼吸困难
9 分	非常非常严重的呼吸困难
10 分	极度的呼吸困难，达到极限

表 9-1-7　EAT-10 吞咽筛查量表

目的：EAT-10 注意在测试有无吞咽困难时提供帮助，在您与医生就有无症状的治疗进行沟通时非常重要。

A．说明：将每一题的数字选项写在后面的方框，回答您所经历的下列问题处于什么程度？

0 没有，1 轻度，2 中度，3 重度，4 严重

1. 我的吞咽问题已经使我体重减轻	0	1	2	3	4
2. 我的吞咽问题影响到我在外就餐	0	1	2	3	4
3. 吞咽液体费力	0	1	2	3	4
4. 吞咽固体费力	0	1	2	3	4
5. 吞咽药片（丸）费力	0	1	2	3	4
6. 吞咽有疼痛	0	1	2	3	4
7. 我的吞咽问题影响到我享用食物的快感	0	1	2	3	4
8. 我吞咽时有食物卡在喉咙里	0	1	2	3	4
9. 我吃东西有时会咳嗽	0	1	2	3	4
10. 我吞咽时感到紧张	0	1	2	3	4

B．得分：

将各题的分数相加。将结果写在下面的空格

总分（最高 40 分）　　□

C．结果与建议：

如果 EAT-10 的每项评分超过 3 分，您可能在吞咽的效率和安全方面存在问题，建议您带着 EAT-10 的评分结果就诊，做进一步的吞咽检查和（或）治疗。

表 9-1-8　营养风险筛查 NRS-2002 评估表

一、患者资料

姓名		住院号	
性别		病区	
年龄		床号	
身高/cm		体重/kg	
体重指数/BMI		蛋白质/（g/L）	
临床诊断			

二、疾病状态

疾病状态	分数/分	若"是"请打钩
骨盆骨折或者慢性病患者，合并有以下疾病：肝硬化、慢性阻塞性肺疾病、长期血液透析、糖尿病、肿瘤	1	
腹部重大手术、脑卒中、重症肺炎、血液系统肿瘤	2	
颅脑损伤、骨髓抑制、加护病患（APACHE＞10 分）	3	
合计		

1 分：慢性疾病患者因出现并发症而住院治疗。患者虚弱但不需要卧床。蛋白质需要量略增加，但可以通过口服补充剂来弥补。

2 分：患者需要卧床，如腹部大手术后，蛋白质需要量相应增加，但大多数人仍可以通过肠外或肠内营养支持得到恢复。

3 分：患者在加强病房中靠机械通气支持，蛋白质需要量增加而且不能被肠外或肠内营养支持所弥补，但是通过肠外或肠内营养支持可使蛋白质分解或氮丢失明显减少。

三、营养状态

营养状况指标（单选）	分数/分	若"是"请打钩
正常营养状态	0	
3 个月内体重减轻＜5%或最近 1 个星期食量（与需要量相比）减少 20%～50%（轻度）	1	
2 个月内体重减轻＞5%或 BMI 18.5～20.5 或最近 1 个星期进食量（与需要量相比）减少 50%～75%（中度）	2	
1 个月内体重减轻＞5%（或 3 个月内体重减轻＞15%）或 BMI＜18.5（或血清白蛋白＜35g/L）或最近 1 个星期进食量（与需要量相比）减少 70%～100%（重度）	3	
合计		
四、年龄		
年龄≥70 岁加算 1 分	1	
五、营养风险筛查评估结果		
营养风险筛查总分（相加总和）		
处理		
总分≥3.0：患者有营养不良的风险，需营养支持治疗		
总分＜3.0：若患者将接受重大手术，则每周重新评估其营养状况		
执行者：	时间：	

1．总评分≥3 分（或胸脑积液、腹水、水肿且血清蛋白＜35g/L 者）表明患者有营养不良或由营养风险，即应该使用营养支持。

2．总评分＜3 分：每周复查营养评定。以后复查的结果如果≥3 分，即进入营养支持程序。

3．如患者计划进行腹部大手术，就在首次评定时按照新的分值（2 分）评分，并最终按新总评分决定是否需要营养支持（≥3 分）。

表9-1-9　精神心理状态自评量表

焦虑自我评估量表（GAD-7）

单位：分

在过去2周，有多少时间您受以下任何问题困扰（在您的选择下打√）	完全不会	几天	一半以上的日子	几乎每天
1．感觉紧张、焦虑或着急	0	1	2	3
2．不能停止担忧或自我控制担忧	0	1	2	3
3．对各种各样的事情担忧过多	0	1	2	3
4．很难放松下来	0	1	2	3
5．由于不安而无法静坐	0	1	2	3
6．变得容易烦恼或急躁	0	1	2	3
7．感到似乎将有可怕的事情发生而害怕	0	1	2	3

注：轻度患者5～9；中度患者10～19 分；重度患者＞20 分。

抑郁症筛查量表（PHQ-9）

在过去的 2 周里，您是否有过以下 9 种问题困扰，请选泽并在相对应的位置打上"√"

单位：分

编号	项目	从来没有	偶尔几天	经常有（过去 2 周里，多于 1 周）	几乎每天
1	做事缺乏兴趣	0	1	2	3
2	感到沮丧、失落、绝望	0	1	2	3
3	睡眠不好，睡眠不深或睡眠不足	0	1	2	3
4	感觉疲惫	0	1	2	3
5	食欲不好，或者暴饮暴食	0	1	2	3
6	感觉自己失败，或感觉给你自己或者你的家庭带来失败	0	1	2	3
7	阅读或者看电视时不能集中注意力	0	1	2	3
8	他人可以察觉到你说话或者移动速度变慢	0	1	2	3
9	有自杀的念头或者想用某种方式伤害自己	0	1	2	3

注：轻度患者 5~9；中度患者 10~19 分；重度患者 >20 分。

如果发现自己有如上症状，他们影响到你的家庭生活、工作、人际关系的程度是：没有困难_____，有一些困难_____，很多困难_____，非常困难_____

表 9-1-10　肌肉骨骼适能综合评估

测量	内容测量方法
关节活动度	关节角度测量
肌张力	改良 Ashworth 评定
肌肉力量	评定
	徒手肌力测试（manual muscle test，MMT）
功能状态	功能独立性评定量表起立-行走计时测试（TUG）
心绞痛	心绞痛分级
	BorgCR10 量表
呼吸困难	MRC 评分
疼痛	视觉模拟评分

表9-1-11　切尔西重症功能评估工具（CPAx）

身体方面	0	1	2	3	4	5
呼吸功能	完全依赖呼吸机；指令令呼吸；镇静/瘫痪	依赖呼吸机；指令呼吸；伴随部分自主呼吸	自主呼吸伴持续有创无创通气支持	自主呼吸伴间歇性无创机械通气，或伴连续高流量氧（大于15L）	接受标准氧疗（<15L）	自主通气，不依赖氧疗
咳嗽	咳嗽缺如；可能完全镇静瘫痪	仅深吸痰刺激诱发咳嗽	微弱、无效自主咳嗽，无法自主清楚分泌物，如需深吸痰	微弱、部分有效的自主咳嗽，有时能够清除分泌物，如需要抽吸器辅助	有效咳嗽，通过呼吸道清除技术清除分泌物	持续有效的自主咳嗽，能够自主清除分泌物
床上活动，如翻身	不能，可能完全镇静瘫痪	需要>2人的协助（最大程度协助）	需要>1人的协助（中等程度协助）	启动运动需要1人协助（最小程度协助）	自主完成翻身>3s	自主完成翻身
仰卧位至床边坐位	不能无法完成	需要>2人的协助（最大程度协助）	需要>1人的协助（中等程度协助）	需要1人协助（最小程度协助）	自主完成床边坐位时>3s	自主完成床边坐位<3s
动态坐位（如床边坐位或无支持性坐姿）	不能无法完成	需要>2人的协助（最大程度协助）	需要>1人的协助（中等程度协助）	需要1人协助（最小程度协助）	依赖辅助设备，完成动态坐立平衡	独立完成动态的坐平衡，不依赖床基础支持
站立平衡	不能无法完成，卧床不起	依赖倾斜台或类似物	依赖立式起重工具或类似物	依赖于步行架、拐杖或其他类似物	借助椅子能够自主完成	不依赖任何工具，独立完成站立平衡
坐位转换站立@	不能无法完成	需要最大程度协助，如立式起重工具或类似物	需中等程度协助，如1～2人	需最小程度协助，如1人	借助机械性辅助或物理性辅助完成站立和步行	能够独立完成，不需要上肢参与
床上移动至椅子	不能无法完成	完全依赖立式起重工具	依赖立式起重工具类似物	借助物理性协助或机械性转板以转移工具完成站立（不含步行）	使用助行器或1人的协助（最小程度协助）	独立完成，不需要工具
步行	不能无法完成	借助助行器类似物	使用助行器和≥2人协助（中等程度协助）	使用助行器和1人的协助（最小程度协助）	使用助行器或1人的协助（最小程度协助）	独立完成，不需要工具
握力强度①	无法评估	<20%	<40%	<60%	<80%	≥80%

①：根据该年龄段和性别组平均值预测最有力手的实际握力值。

注：开始位置为髋关节屈曲角度≤90°

二、

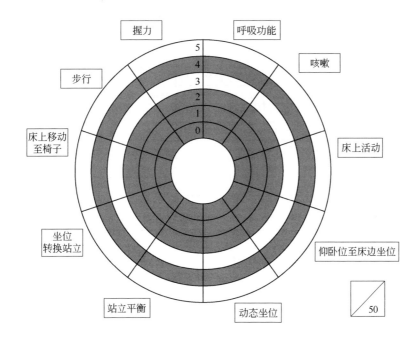

三、

年龄/岁		男性							女性					
	手	均值	<20%	<40%	<60%	<80%	≥80%	手	均值	<20%	<40%	<60%	<80%	≥80%
15～19	R	46.91	9.38	18.76	28.15	37.53	37.53	R	28.82	5.76	11.53	17.29	23.06	23.06
	L	42.13	8.43	16.85	25.28	33.70	33.70	L	24.98	5.00	9.99	14.99	19.98	19.98
20～24	R	48.15	9.63	19.26	28.89	38.52	38.52	R	28.33	5.67	11.33	17.00	22.66	22.66
	L	43.08	8.62	17.23	25.85	34.46	34.46	L	25.78	5.16	10.31	15.47	20.62	20.62
25～29	R	53.76	10.75	21.50	32.26	43.01	43.01	R	33.82	6.76	13.53	20.29	27.06	27.06
	L	48.60	9.72	19.44	29.16	38.88	38.88	L	30.31	6.06	12.12	18.19	24.25	24.25
30～34	R	52.63	10.53	21.05	31.58	42.10	42.10	R	33.97	6.79	13.59	20.38	27.18	27.18
	L	48.98	9.80	19.59	29.39	39.18	39.18	L	31.64	6.33	12.66	18.98	25.31	25.31
35～39	R	53.16	10.63	21.26	31.90	42.53	42.53	R	32.46	6.49	12.98	19.48	25.97	25.97
	L	51.75	10.35	20.70	31.05	41.40	41.40	L	29.77	5.95	11.91	17.86	23.82	23.82
40～44	R	55.49	11.10	22.20	33.29	44.39	44.39	R	30.34	6.07	12.14	18.20	24.27	24.27
	L	50.40	10.08	20.16	30.24	40.32	40.32	L	26.23	5.25	10.49	15.74	20.98	20.98
45～49	R	49.93	9.99	19.97	29.96	39.94	39.94	R	35.30	7.06	14.12	21.18	28.24	28.24
	L	48.94	9.79	19.58	29.36	39.15	39.15	L	32.06	6.41	12.82	19.24	25.65	25.65
50～54	R	48.40	9.68	19.36	29.04	38.72	38.72	R	28.37	5.67	11.35	17.02	22.70	22.70
	L	41.46	8.29	16.58	24.88	33.17	33.17	L	26.28	5.26	10.51	15.77	21.02	21.02
55～59	R	45.71	9.14	18.28	27.43	36.57	36.57	R	29.76	5.95	11.90	17.86	23.81	23.81
	L	42.16	8.43	16.86	25.30	33.73	33.73	L	27.81	5.56	11.12	16.69	22.25	22.25

年龄/岁		男性						女性					
60～64	R	40.59	8.12	16.24	24.35	32.47	32.47	R	26.35	5.27	10.54	15.81	21.08	21.08
	L	37.25	7.45	14.90	22.35	29.80	29.80	L	23.47	4.69	9.39	14.08	18.78	18.78
65～69	R	40.87	8.17	16.35	24.52	32.70	32.70	R	23.60	4.72	9.44	14.16	18.88	18.88
	L	36.57	7.31	14.63	21.94	29.26	29.26	L	23.38	4.68	9.35	14.03	18.70	18.70
70～74	R	37.48	7.50	14.99	22.49	29.98	29.98	R	25.84	5.17	10.34	15.50	20.67	20.67
	L	35.49	7.10	14.20	21.29	28.39	28.39	L	22.92	4.58	9.17	13.75	18.34	18.34
75+	R	32.76	6.55	13.10	19.66	26.21	26.21	R	19.40	3.88	7.76	11.64	15.52	15.52
	L	28.59	5.72	11.44	17.15	22.87	22.87	L	17.64	3.53	7.06	10.58	14.11	14.11

表9-1-12　Borg 疲劳量表

0 分	一点也不觉得疲劳
0.5 分	非常非常轻微的疲劳，几乎难以察觉
1 分	非常轻微的疲劳
2 分	轻度的疲劳
3 分	中度的疲劳
4 分	略严重的疲劳
5 分	严重的疲劳
6～8 分	非常严重的疲劳
9 分	非常非常严重的疲劳
10 分	极度的疲劳，达到极限

表9-1-13　功能独立性评定量表（FIM）

姓名			性别		年龄		诊断		住院号	
项目		日期/得分/分		/		/		/	/	/
Ⅰ 自理 活动		1. 进食								
		2. 梳洗修饰								
		3. 洗澡								
		4. 穿上身衣								
		5. 穿下身衣								
		6. 如厕								
Ⅱ 括约肌控制		7. 排尿管理								
		8. 排便管理								
Ⅲ 转移		9. 床椅间转移								

项目 日期/得分/分		/	/	/	/	/
III 转移	10. 转移至厕所					
	11. 转移至浴盆或淋浴室					
IV 行进	12. 步行/轮椅					
	13. 上下楼梯					
V 交流	14. 理解					
	15. 表达					
VI 社会认知	16. 社会交往					
	17. 解决问题					
	18. 记忆					
合计						

表 9-1-14 生存质量量表（SF-36）

1. 总体来讲，您的健康状况是:

　　①非常好　　②很好　　③好　　④一般　　⑤差

（权重或得分依次为 5、4、3、2、1 分）

2. 跟 1 年以前比您觉得自己的健康状况是:

　　①比 1 年前好多了　　②比 1 年前好一些　　③跟 1 年前差不多　　④比 1 年前差一些　　⑤比 1 年前差多了（权重或得分依次为 5、4、3、2、1 分）

健康和日常活动

3. 以下这些问题都和日常活动有关。请您想一想，您的健康状况是否限制了这些活动? 如果有限制，程度如何?

　　(1) 重体力活动。如跑步举重、参加剧烈运动等:

　　①限制很大　　②有些限制　　③毫无限制

　　（权重或得分依次为 1、2、3 分; 下同）

　　(2) 适度的活动。如移动一张桌子、扫地、打太极拳、做简单体操等:

　　①限制很大　　②有些限制　　③毫无限制

　　(3) 手提日用品。如买菜、购物等:

　　①限制很大　　②有些限制　　③毫无限制

　　(4) 上几层楼梯:①限制很大　　②有些限制　　③毫无限制

　　(5) 上一层楼梯:①限制很大　　②有些限制　　③毫无限制

　　(6) 弯腰、屈膝、下蹲:①限制很大　　②有些限制　　③毫无限制

　　(7) 步行 1500m 以上的路程:①限制很大　　②有些限制　　③毫无限制

　　(8) 步行 1000m 的路程:①限制很大　　②有些限制　　③毫无限制

　　(9) 步行 100m 的路程:①限制很大　　②有些限制　　③毫无限制

　　(10) 自己洗澡、穿衣:①限制很大　　②有些限制　　③毫无限制

4. 在过去 4 周里，您的工作和日常活动有无因为身体健康的原因而出现以下这些问题?

（1）减少了工作或其他活动时间：①是　　②不是

（权重或得分依次为1、2分；下同）

（2）本来想要做的事情只能完成一部分：①是　　②不是

（3）想要干的工作或活动种类受到限制：①是　　②不是

（4）完成工作或其他活动困难增多（比如需要额外的努力）：①是　　②不是

5．在过去4周里，您的工作和日常活动有无因为情绪的原因（如压抑或忧虑）而出现以下这些问题？

（1）减少了工作或活动时间：①是　　②不是

（权重或得分依次为1、2分；下同）

（2）本来想要做的事情只能完成一部分：①是　　②不是

（3）干事情不如平时仔细：①是　　②不是

6．在过去4周里，您的健康或情绪不好在多大程度上影响了您与家人、朋友、邻居或集体的正常社会交往？

①完全没有影响　　②有一点影响　　③中等影响　　④影响很大　　⑤影响非常大

（权重或得分依次为5、4、3、2、1分）

7．在过去4周里，您有身体疼痛吗？

①完全没有疼痛　　②有一点疼痛　　③中等疼痛　　④严重疼痛　　⑤很严重疼痛

（权重或得分依次为6、5.4、4.2、3.1、2.2、1分）

8．在过去4周里，您的身体疼痛影响了您的工作和家务吗？

①完全没有影响　　②有一点影响　　③中等影响　　④影响很大　　⑤影响非常大

（如果7项无8项无，权重或得分依次为6、4.75、3.5、2.25、1.0分；如果为7项有8项无，则为5、4、3、2、1分）

您的感觉

9．以下这些问题是关于过去1个月中您自己的感觉，对每一条问题所说的事情，您的情况是什么样的？

（1）您觉得生活充实：

①所有的时间　　②大部分时间　　③比较多时间　　④一部分时间　　⑤小部分时间
⑥没有这种感觉

（权重或得分依次为6、5、4、3、2、1分）

（2）您是一个敏感的人：

①所有的时间　　②大部分时间　　③比较多时间　　④一部分时间　　⑤小部分时间
⑥没有这种感觉

（权重或得分依次为1、2、3、4、5、6分）

（3）您的情绪非常不好，什么事都不能使您高兴起来：

①所有的时间　　②大部分时间　　③比较多时间　　④一部分时间　　⑤小部分时间
⑥没有这种感觉（权重或得分依次为1、2、3、4、5、6分）

（4）您的心里很平静：

①所有的时间　　②大部分时间　　③比较多时间　　④一部分时间　　⑤小部分时间
⑥没有这种感觉（权重或得分依次为6、5、4、3、2、1分）

（5）您做事精力充沛：

①所有的时间　　②大部分时间　　③比较多时间　　④一部分时间　　⑤小部分时间
⑥没有这种感觉（权重或得分依次为6、5、4、3、2、1分）

（6）您的情绪低落：

①所有的时间　　②大部分时间　　③比较多时间　　④一部分时间　　⑤小部分时间
⑥没有这种感觉（权重或得分依次为1、2、3、4、5、6分）

（7）您觉得筋疲力尽：

①所有的时间　　②大部分时间　　③比较多时间　　④一部分时间　　⑤小部分时间

⑥没有这种感觉（权重或得分依次为 1、2、3、4、5、6 分）

（8）您是个快乐的人：

①所有的时间　　②大部分时间　　③比较多时间　　④一部分时间　　⑤小部分时间

⑥没有这种感觉（权重或得分依次为 6、5、4、3、2、1 分）

（9）您感觉厌烦：

①所有的时间　　②大部分时间　　③比较多时间　　④一部分时间　　⑤小部分时间

⑥没有这种感觉（权重或得分依次为 1、2、3、4、5、6 分）

10. 不健康影响了您的社会活动（如走亲访友）：

①所有的时间　　②大部分时间　　③比较多时间　　④一部分时间　　⑤小部分时间

⑥没有这种感觉（权重或得分依次为 1、2、3、4、5 分）

总体健康情况

11. 请看下列每一条问题，哪一种答案最符合您的情况？

（1）我好像比别人容易生病：

①绝对正确　　②大部分正确　　③不能肯定　　④大部分错误　　⑤绝对错误

（权重或得分依次为 1、2、3、4、5 分）

（2）我跟周围人一样健康：

①绝对正确　　②大部分正确　　③不能肯定　　④大部分错误　　⑤绝对错误

（权重或得分依次为 5、4、3、2、1 分）

（3）我认为我的健康状况在变坏：

①绝对正确　　②大部分正确　　③不能肯定　　④大部分错误　　⑤绝对错误

（权重或得分依次为 1、2、3、4、5 分）

（4）我的健康状况非常好：

①绝对正确　　②大部分正确　　③不能肯定　　④大部分错误　　⑤绝对错误

（权重或得分依次为 5、4、3、2、1 分）

表 9-1-15　匹兹堡睡眠质量指数（PSQI）

下面一些问题是关于您最近 1 个月的睡眠情况，请选择回填写最符合您最近 1 个月实际情况的答案。请回答下列问题：

1. 近 1 个月，晚上上床睡觉通常在（　　）点

2. 近 1 个月，从上床到入睡通常需要（　　）min

3. 近 1 个月，通常早上（　　）点起床

4. 近 1 个月，每夜通常实际睡眠（　　）h（不等于卧床时间）

对下列问题请选泽 1 个最适合您的答案。

5. 近 1 个月，因以下情况影响睡眠而烦恼：

a：入睡困难（30min 内不能入睡）　　（1）无　（2）<1 次/周　（3）1～2 次/周　（4）≥3 次/周

b：夜间易醒或早醒　　　　　　　　　（1）无　（2）<1 次/周　（3）1～2 次/周　（4）≥3 次/周

c：夜间去厕所　　　　　　　　　　　（1）无　（2）<1 次/周　（3）1～2 次/周　（4）≥3 次/周

d：呼吸不畅　　　　　　　　　　　　（1）无　（2）<1 次/周　（3）1～2 次/周　（4）≥3 次/周

e：咳嗽或鼾声高　　　　　　　　　　（1）无　（2）<1 次/周　（3）1～2 次/周　（4）≥3 次/周

f：感觉冷　　　　　　　　　　　　　（1）无　（2）<1 次/周　（3）1～2 次/周　（4）≥3 次/周

g: 感觉热	(1) 无 (2) <1 次/周 (3) 1～2 次/周 (4) ≥3 次/周	
h: 做噩梦	(1) 无 (2) <1 次/周 (3) 1～2 次/周 (4) ≥3 次/周	
i: 疼痛不适	(1) 无 (2) <1 次/周 (3) 1～2 次/周 (4) ≥3 次/周	
j: 其他影响睡眠的事情	(1) 无 (2) <1 次/周 (3) 1～2 次/周 (4) ≥3 次/周	

如有，请说明：

6. 近 1 个月，总的来说，您认为自己的睡眠质量　　(1) 很好 (2) 较好 (3) 较差 (4) 很差
7. 近 1 个月，您用药物催眠的情况　　(1) 无 (2) <1 次/周 (3) 1～2 次/周 (4) ≥3 次/周
8. 近 1 个月，您常感到困倦吗　　(1) 无 (2) <1 次/周 (3) 1～2 次/周 (4) ≥3 次/周
9. 近 1 个月，您做事情的精力不足吗　　(1) 没有 (2) 偶尔有 (3) 有时有 (4) 经常有

睡眠质量得分（　　），入睡时间得分（　　），睡眠时间得分（　　），睡眠效率得分（　　）
睡眠障碍得分（　　），催眠药物得分（　　），日间功能障碍得分（　　）PSQI 总分（　　）

表 9-1-16　戒烟筛查评估表

1. 个人资料及吸烟基本状况

姓名＿＿＿＿＿　　　年龄＿＿＿＿＿岁　　　床号＿＿＿＿＿　　　科室＿＿＿＿＿
身高＿＿＿＿＿cm　　体重＿＿＿kg　　吸烟＿＿＿年　　当前日吸烟量＿＿＿支
曾经戒烟 是、否　　戒烟＿＿＿年　　复吸 是、否　　复吸＿＿＿年

2. 尼古丁依赖评估

尼古丁依赖检测量表（FTND）

	0 分	1 分	2 分	3 分	自我评分/分
您早晨醒来后多长时间吸第 1 支烟	>60min	31～60min	6～30min	≤5min	
您是否在许多禁烟场所感到很难控制吸烟的需要？	否	是			
您最不想放弃的是哪一支烟？	其他时间	早晨第一支			
您每天吸多少烟？	≤10 支	11～20 支	21～30 支	≥31 支	
您是否在早晨醒来后的第 1 小时内吸烟最多？	否	是			
如果您患病卧床是否还会吸烟？	否	是			

总分：

注：分值所代表的依赖水平：0～2 分，很低；3～4 分，低；5 分，中度；6～7 分，高；8～10 分，很高。
≥6 分即被认为是尼古丁高度依赖。

3. 戒烟意愿评估

单位：分

编号	项目	坚决反对	部分反对	中立	部分同意	完全同意
1	为了戒烟，不管有任何的不适，我都愿意承受	1	2	3	4	5
2	不管有多困难，一旦戒烟，我绝不允许自己再吸烟	1	2	3	4	5

编号	项目	坚决反对	部分反对	中立	部分同意	完全同意
3	即使会非常焦虑，坐立不安，也不能改变我的戒烟决定	1	2	3	4	5
4	一旦戒烟，即使非常想再来一支，我也不允许自己再拿起烟	1	2	3	4	5
5	戒烟后，无论有多渴望烟草，我也一定会拒绝这种诱惑	1	2	3	4	5
6	即使会感觉非常抑郁和悲伤，也不能阻止我戒烟	1	2	3	4	5
7	我不会让任何事物阻挡我的戒烟之路	1	2	3	4	5
8	即使会非常生气和易怒，也不能阻止我戒烟	1	2	3	4	5
平均分（合计÷8）=						

第二节 • 气道廓清技术

气道廓清技术是利用物理或机械方式作用于气流，帮助气管、支气管内的痰液排出或诱发咳嗽使痰液排出。它主要是作用于黏液纤毛系统，正常情况下黏液纤毛系统的清洁功能是非常有效的，而有呼吸系统疾病的患者则需要气道廓清技术来加强黏液纤毛的清除能力。有效的气道廓清技术可明显减少人工气道患者并发症的发生。

其目的是最大限度地降低气道阻塞、感染和痰液潴留引起的肺部炎症，痰液潴留患者先行雾化吸入后实施气道廓清技术，可以明显改善通气，维持气道通畅，减轻呼吸困难症状。

气道廓清技术适用于以下人群。

① 产生大量痰液的患者（＞30mL/d）：易产生大量痰液的慢性疾病，如囊性纤维化、支气管扩张症、纤毛运动障碍综合征、慢性支气管炎。

② 需预防痰液滞留的患者：长期卧床、胸腹部术后、COPD、神经肌肉疾病致咳嗽能力减弱的患者。

一、有效咳嗽训练

有效咳嗽训练是由医护人员指导患者掌握有效咳嗽的正确方法，有助于气道远端分泌物排出，从而改善肺通气，维持呼吸道通畅，减少反复感染，提高患者肺功能。但对于人工气道患者的功能受损，可以在进行有效咳嗽训练的同时给予手法辅助咳嗽。

1．目的

① 保持呼吸道通畅，避免痰液淤积。

② 有效排出气道分泌物，促进病情恢复。

③ 预防感染，减少术后并发症。

2．适应证

神志清醒、能够配合，痰多黏稠而不易咳出和术后患者。

3．禁忌证

① 未引流的气胸、近期有肋骨骨折或脊柱不稳和严重骨质疏松的患者。

② 胸壁疼痛剧烈、肿瘤部位、明显呼吸困难或不愿意配合的患者。

③ 病情不稳定、体力无法耐受、大咯血、肺栓塞或可导致病情恶化的其他临床情况。

4．操作要点

① 指导患者根据病情调整能够进行有效咳嗽的体位，特别是要保持躯干伸直、身体前倾，颈部稍屈曲。

② 指导患者行 5~6 次缓慢深吸气（吸气时腹部膨隆），深吸气末屏气 3s。

③ 用力收缩腹肌做爆破性咳嗽 2~3 声将气体排出，或用自己的手向内按压上腹部帮助痰液咳出（图 9-2-1）。

④ 将余气尽量呼尽。

⑤ 重复上述动作 2~3 次后，以潮气量呼吸放松后重新开始，必要时可联合叩击使用。

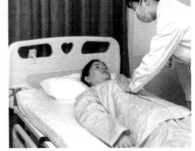

图 9-2-1 帮助排痰

⑥ 操作者协助擦痰，保持人工气道开口处清洁，将患者放置于舒适体位并进行肺部听诊。

5．注意事项

① 半卧位，保持躯干伸直位，身体前倾，颈部稍屈曲。

② 坐位，两腿上放置枕头，顶住腹部，咳嗽时身体前倾。

③ 侧卧，深屈膝位，有利于膈肌、腹肌收缩并增加腹压，经常变换体位有利于痰液咳出。

④ 避免产生重复性的无效咳嗽，连续咳嗽 3 声后应注意平静呼吸片刻。有脑血

管破裂、栓塞或血管瘤病史者应避免用力咳嗽。深吸气可诱发咳嗽，必要时可尝试断续分次吸气，使肺泡充分膨胀，增加咳嗽频率及有效性。

⑤ 根据患者体型、营养状况、咳嗽的耐受程度，合理选择有效咳嗽训练的方式、时间和频率。咳嗽训练宜在晨起、餐前 1～2h 或餐后 2h、晚上睡觉前进行，持续鼻饲患者操作前 30min 应停止鼻饲。

注：如患者不能进行有效咳嗽，可以采取手法辅助咳嗽，即通过对腹部、胸膜腔及气道施加正压，在气道内产生一个足够大的咳嗽呼气流速。有多种腹部快速冲击技术用来提高分泌物清除效率。在辅助前教会患者充分掌握腹式呼吸或缩唇呼吸方法，可增加肺容积，改善气体交换效率，提高峰值呼气流速，从而增加有效咳嗽。

二、主动循环呼吸技术

主动循环呼吸技术（active cycleof breathing techniques，ACBT）可以有效地清除支气管分泌物，并能改善肺功能而不加重低氧血症和气流阻塞，由呼吸控制（breathing control，BC）、胸廓扩张运动（thoracic expansion exercises，TEE）和用力呼气技术（forced expiration technique，FET）三个循环构成。

（1）呼吸控制　在主动循环呼吸中，介于两个主动部分之间的休息间歇为呼吸控制期。患者按自身的速度和深度进行潮式呼吸，并放松上胸部和肩部，尽可能多地利用下胸部，即膈肌呼吸模式来完成呼吸。它使肺部和胸壁回复至其静息位置。此周期应继续下去，直到患者开始进行胸廓扩张运动或用力呼气技术中的呵气动作。

（2）胸廓扩张运动　是指着重于吸气的深呼吸运动。吸气是主动运动，在吸气末通常需屏气 3s，然后完成被动呼气动作。

（3）用力呼气技术　由 1～2 次用力呼气（呵气）组成，随后进行呼吸控制一段时间再重新开始。呵气可以使低肺容积位的更多的外周分泌物移出，当分泌物到达更大的、更近端的上气道时，在高肺容积位的呵气或咳嗽可以将这些分泌物清除。

三个部分可以采取较灵活的组合方式，亦可采取辅助设备（三球仪）执行，例如 5 次的呼吸控制、2 次的胸廓扩张、2 次的用力呼气技术，流程见图 9-2-2。每个部分的次数可稍微变动以适应每个患者的不同情况。

有研究表明通过 ACBT 训练，能促进患者肺膨胀及排痰情况的显著改善，肺容量得到显著提升，从而促使分泌物清除能力，肺换气及通气功能得到显著提高。

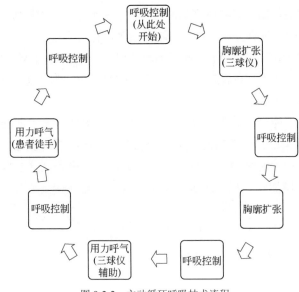

图 9-2-2　主动循环呼吸技术流程

三、自主引流技术

自主引流（autogenic drainage，AD）技术是一种基于在放松的状态下和不需要体位引流特定体位的情况下安静呼吸的技术，该技术于 1967 年由 Jean Chevalier 发明。其目的是最大限度地增大气道内的气流，以改善通气功能并清除黏液。在实施自主引流时，患者应在不同肺容积位进行平静呼吸，以松解、移除和清除支气管分泌物。在低肺容积位的呼吸可松动外周分泌物，是第一步的"松动"阶段；中低肺（潮气量）容积位呼吸，可以"聚集"中间气道气道黏液；在"排出"阶段，患者在高肺容积位呼吸，使呼出气流达到最大，分泌物从中心气道排出。见图 9-2-3。

自主引流技术

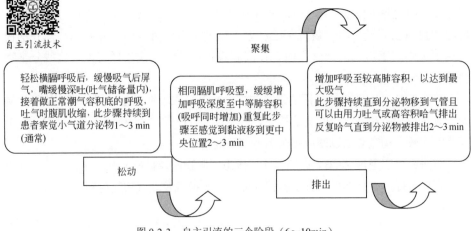

图 9-2-3　自主引流的三个阶段（6～10min）

1．在低容积水平呼吸使外周气道痰液松动

第一阶段由吸气开始，然后屏气，以确保各肺段通过旁路通气有同等的充气，接下来一个深呼气到补呼气量的水平。吸气深度降低到半潮气量且呼气达到能残气量水平以下，这时外周肺部区域的痰液因为外周肺泡管的压缩而被动移动。注意半潮气量呼气要求呼气深度在正常补呼气量的范围。

2．在中容积水平呼吸聚集中等气道的痰液

第二阶段由潮气量下的呼吸组成，以便呼吸能逐渐从补呼气到补吸气量间变化来松动移动肺部顶端的痰液。在每一个水平的吸气都必须调整气流速度，以达到最大呼气流速，同时又不会大到引起气道塌陷。流速容量曲线显示，自主引流能实现更长时间更高的流速，证明痰液能以一个更快的速度移动且移动得更远。

3．在高肺容积水平呼吸排出痰液

第三阶段由更深的吸气组成，吸气深度要求达到补吸气量，使用"呵气"通常是用来辅助松动了的痰液排出来。在这个阶段控制气流速度是至关重要的，以免产生不受控制、不必要的咳嗽。

四、体位引流

体位引流是指根据患者肺部病变部位，将其安置于适当的体位，利用重力作用促使呼吸道分泌物流入气管、支气管排出体外的方法，又称重力引流。同时应配合使用一些胸部手法，如叩拍、振动等。

1．适应证

① 长期卧床或建立人工气道等导致咳嗽无力、痰液黏稠不易排出的患者。
② 慢性气道阻塞、发生急性呼吸道感染及急性肺脓肿患者。
③ 长期不能清除肺分泌物，如肺不张、支气管扩张症、肺囊性纤维化患者。
④ 支气管碘油造影检查前后。

2．禁忌证

① 胸廓骨折、近期脊柱损伤或脊柱不稳和严重骨质疏松的患者。
② 脑水肿、主动脉和脑动脉瘤、近期手术或头颈部外伤后未稳定的患者。
③ 病情不稳定、严重心功能不全、高血压、近期大咯血、胃食管反流的患者或可能导致病情恶化的其他临床情况。

3．操作要点及注意事项

（1）明确需要排痰的部位，根据病变或可能病变所在部位采取相应的体位引流。具体见图 9-2-4。

① 病变部位在左/右肺上叶尖段，可采取坐位，床头抬高 60°。

② 病变部位在左肺上叶前段，可采取半卧位，床头抬高 30°。

③ 病变部位在右肺上叶前段，可采用仰卧位，膝下垫枕，髋部外旋。

④ 病变部位在左肺上叶尖后段，可采用床头抬高 45°，取 1/4 的右侧俯卧位。

⑤ 病变部位在右肺上叶后段，可采用床面与地面水平，取 1/4 的左侧俯卧位。

⑥ 病变部位在左肺上叶舌叶段，可采用抬高床尾 12°，1/4 的右侧仰卧位。

⑦ 病变部位在右肺中叶，可采用抬高床尾 12°，取 1/4 的左侧仰卧位。

⑧ 病变部位在左/右肺下叶上段，可采用床面与地面水平，取俯卧位。

⑨ 病变部位在左/右肺下叶前基底部，可采用抬高床尾 18°～20°，取仰卧位。

⑩ 病变部位在右肺下叶外侧基底段，可采用抬高床尾 18°～20°，取 1/4 的左侧俯卧位。

⑪ 病变部位在左肺下叶外侧基底段，可采用抬高床尾 18°～20°，取 1/4 的右侧俯卧位。

⑫ 病变部位在左/右肺下叶后基底段，可采用抬高床尾 18°～20°，俯卧位，腹下垫枕抬高腹部。

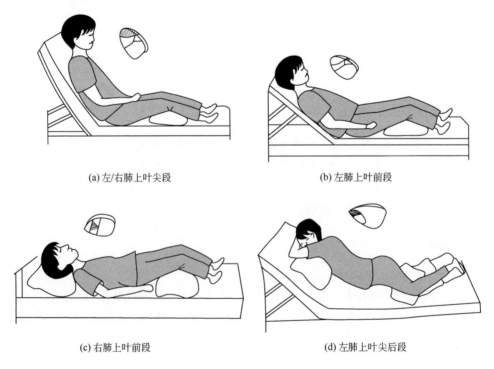

(a) 左/右肺上叶尖段　　　　　　　　(b) 左肺上叶前段

(c) 右肺上叶前段　　　　　　　　(d) 左肺上叶尖后段

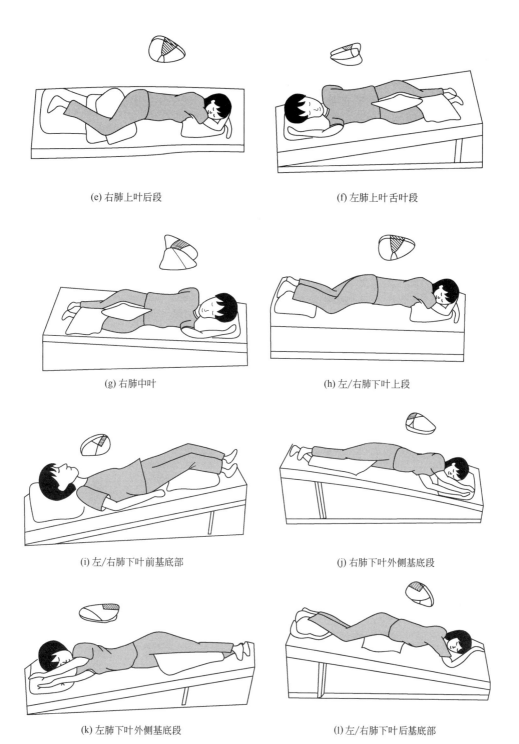

(e) 右肺上叶后段

(f) 左肺上叶舌叶段

(g) 右肺中叶

(h) 左/右肺下叶上段

(i) 左/右肺下叶前基底部

(j) 右肺下叶外侧基底段

(k) 左肺下叶外侧基底段

(l) 左/右肺下叶后基底部

图 9-2-4　体位引流时的不同体位

（2）引流时间　引流宜在饭前 1h 或饭后 1~2h 进行，以免引起呕吐。每次引流 10~15min，每日 1~3 次。一般安排在晨起、晚餐前及睡前。

（3）观察　引流中注意观察患者反应，若出现咯血、头晕、发绀、呼吸困难、出汗、脉搏细速、疲劳等情况应立即停止引流。注意观察体位引流出痰液的颜色、量、性质以及静置后是否分层。

（4）排痰　引流过程中鼓励患者做深呼吸及有效咳嗽，在呼气时配合叩击，应在一次呼气期中快速多次叩击，叩击总时间一般持续 2~3min，避免吸气期叩击。咳嗽时配合振动、摇动等使痰咳出。

（5）引流完毕　嘱患者休息，清除痰液，清洁口腔。记录排出的痰量和性质，必要时将痰液送检。

五、叩拍、振动和摇动

叩拍是将手掌微屈凹陷，以腕部有节奏的屈伸运动来完成的叩击手法，给胸壁一个外在作用力，使分泌物从支气管壁松动。

1．适应证

① 长期卧床或建立人工气道等导致咳嗽无力、痰液黏稠不易排出的患者。
② 慢性气道阻塞、发生急性呼吸道感染及急性肺脓肿患者。
③ 长期不能清除肺内分泌物，如支气管扩张症、肺囊性纤维化患者。

2．禁忌证

① 胸廓骨折、近期脊柱损伤或脊柱不稳和严重骨质疏松的患者。
② 胸壁疼痛剧烈、肿瘤部位、明显呼吸困难或不愿意配合的患者。
③ 病情不稳定、体力无法耐受、大咯血、肺栓塞或可能导致病情恶化的其他临床情况。

3．操作要点

（1）叩拍（图 9-2-5）
① 操作者手指并拢，掌心空虚成杯状，掌指关节屈曲 120°。
② 利用腕关节的力量有节律地、在患者呼气时相应肺段的胸壁部位进行有节奏的叩击。
③ 每个部位 2~5min，100~480 次/分。
④ 叩击顺序：从下至上，由外向内，从背部第 10 肋间隙、胸部第 6 肋间隙开始。
⑤ 叩击完毕，协助患者排痰，并安置患者。

（2）摇动和振动　振动（图9-2-6）是高频、温和的力，而摇动力度更强。振动是在所处的肺段，通过对胸壁施加压力使上肢持续共同收缩传递产生振动力。摇动与振动类似，常被描述为一个反弹动作，有时也被称为"肋骨弹跳"，可增强黏膜纤毛清除分泌物，促进分泌物从肺泡转运到细小支气管的能力。需要注意的是，振动和摇动均在呼气阶段使用。

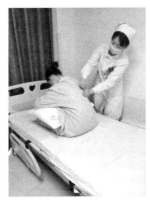
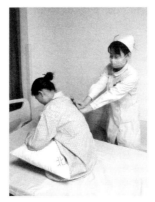

多功能呼吸
康复排痰阀

图9-2-5　叩拍　　　　　　　　　　图9-2-6　振动

4．注意事项

① 叩拍时建议联合体位引流或 ACBT，根据患者耐受情况，决定操作时间及次数，叩拍后鼓励患者有效咳嗽，必要时吸痰。

② 叩拍宜在餐前 30min 或餐后 2h 进行，以免发生呕吐。

③ 叩拍应避开乳房、脊柱、骨突处、肾脏等部位。

④ 操作中注意观察患者，若出现呼吸困难，立即停止，给予吸痰、吸氧。

六、呼气正压

呼气正压（positive expiratory pressure，PEP）是指在控制或辅助通气时，在呼吸末保持一定正压的技术，对于避免早期肺泡闭合、增加功能残气量、改善通气和氧合具有积极意义。PEP 呼气正压训练器由面罩（或口嘴）和一个连接呼气阻力器的单向阀组成。有的还包括一个压力计，用于监测治疗过程中的压力。潮气呼吸或轻微主动呼气通过一个阻力器在呼气中段产生 $10\sim20cmH_2O$ 的压力以维持气道开放，或通过增加远端胸腔内压以提高功能残气量或侧支通气来促进分泌物排出。

1．优点

① PEP 呼气正压训练器产生的呼气末正压能够提高肺功能残气量，避免肺泡和

小气道萎陷，进而改善通气血流比值，促进肺功能的康复与氧分压的上升。

② PEP 呼气正压训练器良好的深部肺组织辅助排痰能力，能够在有效缓解患者憋喘症状的基础上，促进肺组织分泌物、代谢产物的排出，从而改善肺组织通气功能。

③ 随着患者呼吸肌力和咳嗽反射的增强，纤毛运动的解痉、促进浆细胞分泌作用得以全面发挥，此时呼吸肌局部肌肉松弛对于血流动力学的恢复与稳定也具有重要意义。

2．操作要点

首先设定阻力表盘；患者深吸气 1s，屏气 2～3s，然后紧闭双唇，完全包绕 PEP 呼气正压训练器咬嘴（气管切开或气管插管患者可去除咬嘴或面罩，直接连接于气管切开套管），缓慢持续呼气 3～4s，完成 1 次 PEP；重复上述深吸气—屏气—缓慢持续呼气流程，持续 10～20 次，而后取下 PEP 呼气正压训练器，患者用力哈气、咳嗽 2～3 次。

3．注意事项

（1）多数患者可选择直径 2.5～4.0mm 的流量电阻来达到需要的压力范围。选择合适的阻力就会产生所需的 1∶3 或 1∶4 的吸呼比。选择的阻力过大将造成呼吸频率增加或压力过低，过小则相反。

（2）治疗过程中可能存在以下风险和并发症

① 呼吸功增加可能导致通气不足和高碳酸血症。

② 颅内压增高。

③ 心肌缺血，静脉回流减少。

④ 吞气，增加误吸和呕吐的风险。

⑤ 幽闭恐惧症。

⑥ 面罩引起的面部皮肤破裂和不适。

⑦ 气胸。

七、高频胸壁振荡

高频胸壁振荡是用一种可充气的背心，给外胸壁提供高频和小容量的呼气脉冲。它是通过主机发出脉冲信号，使充气背心（或胸带）高速反复脉冲气流产生的高频震荡（频率为 10～14Hz），形成定向引流作用，促使呼吸道及肺叶深部分泌物松弛、液化、脱落，从而使痰液从支气管移动到主支气管后通过咳嗽或人工吸引将痰液排出体外。

注意事项如下。

① 治疗中观察患者生命体征，发现异常及时处理。

② 操作过程中如听到痰鸣音可先进行吸痰，稳定后再继续操作。

③ 先雾化使痰液稀释后再进行吸痰，效果更佳。

④ 治疗时间应选择在空腹、餐前2h、餐后2h进行。对持续胃肠营养灌注的患者应暂停灌注。

八、振动排痰仪

振动排痰是综合叩击、震颤、挤推三种功能，振动拍背排痰比人工拍背力量均衡，并做到了深穿透性，利于排出深部痰液。研究表明，振动排痰仪（图9-2-7）可使患者的排痰量增加，减轻肺部感染。振动排痰的叩击力在振动叩击的同时还能刺激咳嗽，增加患者的舒适度，代替了人工叩击，减少护理人员的劳动强度；另外，机械振动排痰恒定的振动频率有助于松弛患者紧张的肌肉，刺激局部血液循环，使患者感到轻松舒适，易于接受。

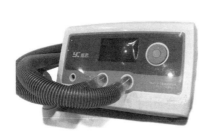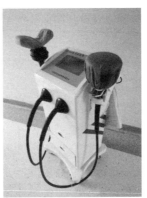

图9-2-7　振动排痰仪

振动排痰仪的操作要点及注意事项如下。

① 利用机械排痰仪按支气管走向由下而上，由外周向中央，感染部位着重叩击，每一肺叶叩击1～3min，频率120～180次/分，排痰后按需吸痰。

② 其他要点及事项见"高频胸壁振荡"。

第三节 · 人工气道患者的体位管理

体位管理是指运用身体位置的摆放来优化氧的转运，减少并发症的发生，主要利用重力对心肺功能产生的效应来达到效果。

体位的摆放对心肺功能有很重要的即时效用，对氧的运输能力有正性调节作用，这些效应可改善气体交换，减少氧吸入量和通气支持。它可作为首选方式来促进氧运输，同时也是贯穿各种治疗间的有效干预形式。体位管理可直接作用于氧转运途径的各阶段，可显著提高急慢性心肺功能障碍患者的氧转运并预防因卧床并发的不良后果。

临床上常选用的体位包括仰卧位、侧卧位、俯卧位、半卧位及直立位，各体位均有其优缺点，应根据患者的状态及需要进行体位管理。本节主要阐述体位改变对重症卧床人工气道患者身体功能及肺功能的影响。

一、体位摆放的治疗效应

（一）直立位

患者长期仰卧位所发生的血流动力学改变是值得关注的。因为重力的关系，中枢血量增加，可能会导致血管内淤血，顺应性降低，产生肺水肿。因此，直立位对于最大限度扩张肺容积、增加流速是非常必需的，而且直立位也是优化液体流动地维持循环血量和容量调节机制的唯一方法。直立位结合活动对促进液体调节和平衡是必需的。直立位能够很好地刺激交感神经系统，能够缓解继发于卧床而产生的血容量和血压调节机制障碍，对交感神经系统的刺激会增加拟交感神经药学因子的作用，从而可以减少此类药物的使用剂量，减少或避免拟交感神经药物的使用，是无创物理治疗的一个重要效果。

直立位时胸膜内压负值减少，肺尖部比肺底部的初始容积大，顺应性小，因此在直立位时肺底部的顺应性更好，在通气过程中有更大的容积改变。肺通气除了受重力作用产生的阶段差异的影响外，还受局部顺应性和气道阻力的力学作用差异的影响，直立时肺下部的血流灌注增加，这就使肺尖部 V_A/Q 比值相对肺底部增加，通气血流比值在肺中部是最适合的。体位的改变同时改变了肺节段间和节段内关于通气、血流及其比值的决定因子。表 9-3-1 为直立体位和活动对氧转运的急性影响。

表 9-3-1　直立体位和活动对氧转运的急性影响

系统反应	刺激性体位	
	仰卧位到直立位	活动
心肺	↑肺总容量 ↑潮气量 ↑肺活量 ↑功能残气量	↑肺泡通气 ↑潮气量 ↑呼吸频率 ↑动静脉氧压差

系统反应	刺激性体位	
	仰卧位到直立位	活动
心肺	↑残气量 ↑补呼气量 ↑用力呼气量 ↑肺顺应性 ↑用力呼气流量 ↑动脉血氧分压 ↑肋缘和腹部的横径 ↑膈肌运动 ↑分泌物移除 ↓呼吸做功 ↓气道阻力 ↓气道塌陷 肺血流量分布改变	↑肺动静脉分流 ↓通气/血流比值 ↑低通气和低灌注时肺单元的膨胀和复原 ↑分泌物的移除 ↑肺淋巴引流 ↑肺表面活性物质的产生和分布

（二）电动起立床的使用

临床上电动起立床（图 9-3-1）的使用越来越普遍，下面从其定义、原理、操作要点、注意事项及临床对比等方面分别进行阐述。

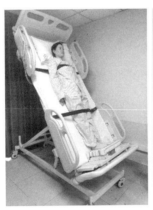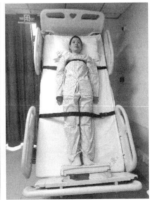

电动起立床操作

图 9-3-1 电动起立床

1．定义

电动起立床是一张电动的平板床，患者卧于床上，固定好身体，启动开关，患者可由平卧位逐步转动立起，达到站立位，倾斜床可固定在 0°～90°的任一倾斜位置。

2．作用

除上述对心肺功能的影响外，主要还可改善下肢功能障碍患者的血液循环，增强下肢肌肉的力量，防止肌肉的萎缩以及长期卧床引起的压疮等，同时对患者的神经系统起刺激作用，恢复神经系统对肌肉的控制能力，为接下来的步态训练打下良好的基础。

3．原理

① 帮助患者完成仰卧位到站立位、重心从低到高的过渡，使患者充分适应立位状态。

② 提高躯干和下肢的负重能力，增加颈、胸、腰及骨盆在立位状态下的控制能力，为将来的自主立位及平衡的保持打下良好基础。

③ 通过重力对关节肌肉的挤压，有效刺激本体感受器，对患侧肢体进行促进，并可增加肌张力偏低患者的肌张力。

④ 对下肢肌张力偏高引起的尖足、内翻等异常模式，通过重力对跟腱形成足够强度且较持久的牵拉而起到矫治的作用。

4．适应证

适用于中枢神经系统疾病或损伤所致的瘫痪者（截瘫、偏瘫、脑瘫），长期卧床或长期使用轮椅需要辅助站立者，以及中老年人腿部行动不便需要辅助站立者。

5．禁忌证

① 体温在 38℃以上。

② 有低血压休克危险的患者。

③ 无人看护下请勿使用。

④ 双下肢关节炎严重变形者。

⑤ 严重肥胖或长期卧床者。

⑥ 下肢有流血开放性伤口的患者。

⑦ 下肢有扭伤、挫伤或者骨折未愈合者。

⑧ 有严重心脏病、心衰和血压不稳定者。

6．操作要点

① 固定床体（将床体滑动轮对应部位上的固定旋块向外旋出到与地面接触牢固），接通电源。

② 将患者搬运至站立床上。

③ 用绑带固定好患者的胸部和下肢（固定于双膝关节、髂前上棘连线、胸部三处，两脚掌尽量贴近脚踏板并纠正足掌于功能位，足跟尽可能往后移，以充分牵伸小腿三头肌）。

④ 按"上升"按键，床体上升到所需的角度。

⑤ 调节站姿。

⑥ 结束后，松开绑带，帮助患者坐回轮椅或床上。

7. 注意事项

（1）患者从 30°～35°开始，视情况每日增加 5°～10°，2 次/日，30min/次。

（2）在让患者逐渐直立的过程中，由于调节得过快，很可能出现直立性低血压。处理方法如下。

① 迅速躺平。

② 解开衣领扣子，减轻呼吸阻力。

③ 监测血压、脉搏。

④ 通知医生介入。

⑤ 有呕吐者头偏向一侧。

⑥ 有条件的可以吸氧，建立输液通道。

（3）遵循"循序渐进"原则。

（4）患者需在康复治疗师的指导下进行。

（5）进行站立训练时，患者使用的臀部绑带必须黏合牢靠，不得松脱。

8. 临床对比

图 9-3-2 为颈脊髓损伤致高位截瘫并行气管切开患者卧位与立位下肺通气情况的对比，可以看到立位下肺通气状况得以明显改善。

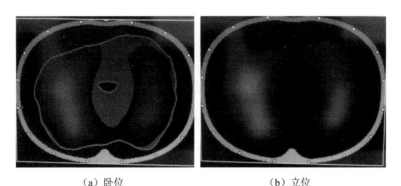

（a）卧位　　　　　　　　　　　　（b）立位

图 9-3-2　颈脊髓损伤致高位截瘫并行气管切开患者卧位与立位下肺通气情况的对比

二、人工气道患者在吸痰、留置胃管时的体位

1. 吸痰时的体位

使用人工气道吸痰时，建议患者采取半卧位。因吸痰时，患者套囊压力明显升高，由于体位的不同，吸痰时的压力变化也不尽相同，仰卧位吸痰时套囊压力与半卧位套囊压力相比明显升高，说明半卧位吸痰时套囊压力较小，对气管黏膜的损伤较小。曾有研究表明，吸痰后10min，半卧位吸痰时套囊压力明显低于半卧位。

2. 置入胃管时的体位

由于人工气道的建立，喉、咽部肌肉会有不同程度的肌肉痉挛，容易发生咽喉壁肌肉紧张导致胃管不易通过；部分患者意识障碍、颈项强直，使头部前倾、前屈受限，头部向下时下颌不能完全靠近胸骨柄，未能达到一定弧度；长期放置会出现喉咙部位组织水肿、咽与食管的交界部位异常狭窄，直接增加了留置胃管时管道通过喉部的难度。常规置管方法，当患者头部向下时，气管插管及气管切开套管末端会在咽喉部向后移动，使喉部空间变狭窄，气道管道压迫气道，进而挤压食管，使食管通道自食管第一狭窄段起向下一段食管局部管腔更为狭窄（食管的第1个狭窄段在食管起始部，既环状软骨后第6颈椎下缘），胃管很难从此通过。如果硬性通过，势必损伤食管壁，导致出血甚至食管穿孔，操作者往往在此时需要多次反复尝试置管，费时较多。抬颌仰额位，能够有效开放气道，拉直患者的喉部通道，有效增大咽喉腔前后径，喉头前移，喉上神经弓形弧度向前变大，咽下部最狭窄部分的咽喉部变宽，当胃管经过咽喉部时可以减少对其刺激，加之气管插管与气管切开套管相对前移，扩大患者咽喉部与食管间隙，减缓咽壁抵触刺激度，置管时阻力较小，便于胃管插入。

置入时患者取平卧位，对清醒患者要做好解释，对不配合的患者给予保护性约束。置管前常规吸痰，声门下吸引，松解气囊，并由助手妥善固定人工气道。置管前测量胃管置入长度、清洁润滑鼻腔，胃管置入15cm至咽喉处时协助患者取抬颌仰额位，即按照常规示范的开放气道方法，由助手站在患者右侧，以右手小鱼际置于患者前额，用力向后压使其头部后仰，左手示指、中指置于患者的下颌骨下方，将颌部向上抬起，使患者耳垂—下颌角成一直线且与地面垂直，继续置管，确认置管成功，然后妥善固定。见图9-3-3。

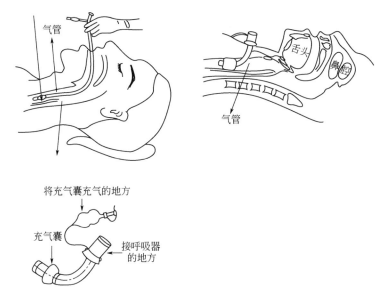

气管

舌头

鼻腔

气管

将充气囊充气的地方

充气囊

接呼吸器
的地方

图 9-3-3　常规置管

第四节 • 人工气道患者的呼吸功能训练

呼吸训练是一种以调整呼吸模式、增强呼吸肌，特别是膈肌肌力和耐力为主要原则，以减轻呼吸困难、提高呼吸肌耐力、防止呼吸衰竭、提高日常生活活动能力、改善患者生活质量为目的的综合训练方法。目的是：①通过呼吸控制和运动调节改善呼吸模式，重建高效腹式呼吸。②增加呼吸肌的随意运动，提高呼吸容量，改善氧气吸入及二氧化碳排出。③通过主动训练及运动中的呼吸控制，提高患者心肺耐力和体力活动能力。

呼吸系统的主要功能是进行气体交换，维持人体呼吸功能的肌肉可分为主要呼吸肌（膈肌）和辅助呼吸肌（肋间内外肌、斜角肌等），不管是平静呼吸还是用力呼吸，吸气运动都是主动的，呼气运动都是被动的。通过强化呼吸肌功能的训练，可以增加呼吸肌的力量和耐力，改善患者呼吸功能，减少呼吸做功，从而提高患者的日常生活参与程度，改善患者生活质量。

一、膈肌训练

1. 定义

膈肌训练是为改善膈肌力量和耐力，缓解呼吸困难而进行的呼吸训练方法。膈肌训练包括抗阻力训练和耐力训练两种方式，目前使用的训练器类型有阈值负荷训练和自主过度通气法。

2．目的

增加膈肌和腹肌活动，改善呼吸功能，增加肺通气量，提高呼吸效率。

3．操作要点

（1）阈值负荷训练

① 持续时间：每次3次呼吸，每天重复训练2次。指导患者每次呼吸都呼气至残气位，继而做最大限度的主动深吸气。

② 训练负荷从40%最大吸气压开始进行，逐渐以耐力测试的阻力目标进行训练阻力调整，直至患者Borg评分维持在4～5分。

（2）自主过度通气法　患者取坐位或半卧位，嘱患者呼吸时进行15～20min高比例的最大自主通气量。

4．注意事项

① 应在尽可能大的肺容量范围内进行，尽可能接近残余体积。

② 训练效果具有可逆性，训练停止后膈肌力量和耐力出现功能减退，因此需要通过维持训练计划（每周不少于3次的训练）来维持膈肌功能。

二、腹肌训练

1．定义

腹肌训练是指腹部核心肌群的肌力和耐力训练。腹肌训练是膈肌训练的基础。腹肌训练包括四个部分：筋膜松解、肌肉拉伸、肌肉力量提高、呼吸训练。

2．目的

① 腹部肌肉使身体能够前倾、转体和侧屈，保护脊椎，维持躯干的稳定。

② 形成正确的呼吸模式，增强呼吸功能。

3．操作要点

（1）腹部筋膜松解

① 患者趴在垫子上，把网球压在腹肌边缘。然后用力压在网球上。

② 网球上下移动位置，找到疼痛的点就停留一会儿，等疼痛降低再换另一个点。

（2）腹部肌肉拉伸（站立腹部拉伸）

① 双脚打开略宽于肩，身体正直站立。

② 双臂向上伸直，双手交叉，保持拉伸。

③ 保持腹部紧收，腰背挺直，自然呼吸。

（3）腹部肌肉力量提高　患者平卧位，腹部放置 0.5～1kg 重物进行训练，随着力量的改善，重物重量可逐渐增加，最多可至 2～3kg。

（4）腹式呼吸训练（图 9-4-1）

① 取仰卧位，尽量放松身体，腹部放置 0.5～1kg 重物。

② 闭口用鼻子深吸气，膈肌下移，腹部隆起。吸气至不能再吸气时屏气 2～3s。

③ 然后缩唇缓慢呼气，腹部尽量回收。同时双手逐渐向腹部加压，促进气体排出。

④ 腹式呼吸要深而慢，吸呼比为 1∶(2～3)，每分钟呼吸 8～10 次，持续 3～5min，每天数次。

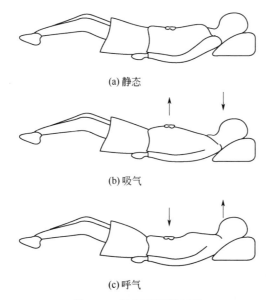

(a) 静态

(b) 吸气

(c) 呼气

图 9-4-1　腹式呼吸训练示意

4．注意事项

① 腹部肌肉训练前应先松解筋膜，肌肉拉伸，再行腹式呼吸训练，再拉伸腹部肌群。

② 腹式呼吸应深慢，腹部隆起时应屏气 2～3s。

③ 病情严重患者腹式呼吸不加重物训练时可选择仰卧位、坐位、直立位。加重物训练的患者可选择仰卧位。

④ 腹肌训练应按四个步骤进行，身体要放松。

⑤ 吸呼比为1:（2～3），但要防止过度深慢而造成呼吸性酸中毒。

⑥ 腹式呼吸训练后应再次拉伸腹部肌群。

三、SpiroTiger 呼吸肌训练仪的使用

1．作用

使呼吸频率下降、潮气量增加、肺泡通气量增加、减少炎症刺激、减少并发症；提高膈肌的强度和吸气肌的耐力，降低患者的呼吸劳累感觉，改善心肺功能，促进运动能力的恢复，提高患者生活质量。

2．优点

呼吸肌群特定训练，需要特殊的训练装备，因为过度换气很快会导致出现头晕眼花，同时呼吸强度和肺活量因人而异，无法满足个体需求。SpiroTiger 呼吸肌训练仪理想地解决了这两项困难：首先，巧妙的空气管理系统调节阀使得过度换气呼出气体的反作用充分抵消，从而有效避免头晕眼花；其次，不同容量规格的呼吸袋和自由设置的个人呼吸速度，使得 SpiroTiger 呼吸训练仪能够快速将系统调试至最佳训练负荷。

3．操作要点

首先设定目标容量，目标容量从低位开始，当患者能轻松完成此目标并感到不劳累时，再设定更高目标容量。患者取坐位或半卧位（图 9-4-2），嘱患者抬头挺胸，含住咬嘴，根据显示屏上的提示吸气、呼气，与训练仪的节奏保持一致，呼吸时使用腹式呼吸，每日上午、下午各一次，每次 15～20min，连续 24 周。

Spiro Tiger
呼吸训练仪

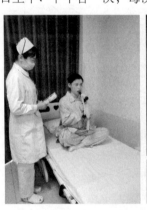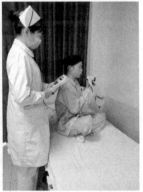

图 9-4-2　SpiroTiger 呼吸肌训练仪的体位

4．效果评价

国内研究中提出应用 SpiroTiger 肺功能训练仪进行 CO_2 通气法呼吸功能锻炼，可有效提高呼吸机的肌力和耐力，改善肺功能，提高患者的生活质量，降低医疗成本，具有较高的社会效益和经济效益，值得推广。

四、Powerbreathe 吸气肌训练仪的使用

1．作用

Powerbreathe 采用阻抗训练基础原理，如同利用重量训练来强化手臂肌肉，透过 Powerbreathe 吸气，吸气肌需费力对抗设定之阻抗，借此增加呼吸肌力量与耐力。

2．优点

Powerbreathe 训练仪使用抗阻训练技术，通过吸气肌的超负荷训练可增强肌力，主要针对膈肌和肋间肌训练，努力完成吸气动作，进行呼气时无阻力，可以正常地呼出二氧化碳，让胸廓与呼吸肌放松，自然地将肺内气体排出。呼吸肌肌力反映了呼吸肌在吸气和呼气时能产生的最大能力。

3．操作要点

使用 Powerbreathe 训练仪进行吸气肌训练。训练时间安排在患者餐后 1～2h 进行，训练时可取坐位或者立位，指导患者全身放松，然后将训练仪和电脑连接，打开吸气肌训练应用程序，将咬嘴置于口内，并用嘴唇裹住密闭，咬住中间横隔处于上下牙齿中间，根据提示指导患者进行吸气训练，在吸气前尽可能地将肺内气体呼出，然后迅速有力地吸气，吸气动作要快速有力，使胸廓扩张，然后缓慢被动地将肺部气体通过咬嘴排出，放松胸与肩部肌肉，每次训练 30 下，每天 2 次，安排在早餐和中餐后进行训练，4 周为 1 个疗程，每次训练结束后程序自动保存患者训练的相关数据。

4．效果评价

有研究指出颈脊髓损伤半年内进行吸气肌训练能有效改善患者通气功能，减轻呼吸困难，提高呼吸肌耐力。吸气肌训练仪简单实用，患者进行吸气肌训练，呼吸深度的增加使呼吸肌获得完全收缩、舒张锻炼，并且使胸廓充分扩张，胸膜腔负压增大，有利于肺的膨胀，从而达到改善患者肺功能、提高患者训练耐受程度的效果。

五、膈肌起搏

1．定义

膈肌起搏是通过功能性电刺激膈神经，使膈肌有规律地收缩，促进肺泡 CO_2 排出，降低 CO_2 潴留，并逐步恢复患者的膈肌功能。有植入式膈肌起搏器和体外膈肌起搏器两种。植入式具有创伤性，可导致许多医源性并发症，包括植入电极手术时损伤膈神经、局部组织感染、瘢痕压迫神经等，患者较难接受，并且价格昂贵，不适合用于康复治疗，在此主要讲述体外膈肌起搏器。

2．目的

① 通过体外膈肌起搏器使膈肌有规律地收缩，增加膈肌移动度，增加通气量。
② 增强膈肌肌力、耐力，改善通气功能。
③ 可促进排痰。
④ 减少机械通气做功，提高肺顺应性。

3．适应证

① 用于慢性阻塞性肺疾病引发的气短或呼吸困难、慢性咳嗽、咳痰、喘息症状的辅助治疗。
② 呼吸机诱导的膈肌功能不全。
③ 顽固性呃逆。
④ 肺气肿、肺炎、排痰辅助治疗。
⑤ 溺水、地震、手术以及呼吸骤停等呼吸起搏和辅助治疗。

4．禁忌证

① 气胸。
② 胸膜粘连、增厚。
③ 活动性肺结核。

5．操作流程

体外变频膈肌起搏器

① 操作物品准备：体外变频膈肌起搏器（图 9-4-3）、电极片、酒精棉片。
② 携用物至床旁，核对患者身份，做好解释，取得合作。
③ 连接电源线，连接呼气末二氧化碳鼻导管，连接经皮血氧饱和度探头，连接两侧电刺激导线，打开电源。

④ 协助患者取舒适体位，如坐位或半卧位。

⑤ 用酒精棉片清洁贴刺激电极处皮肤。电极位置：正极在左、右胸锁乳突肌外缘中下三分之一处，负极在同侧锁骨中线乳头上方皮肤处。

⑥ 安放血氧饱和度传感器于患者手指，将连接呼气末二氧化碳鼻导管置于患者鼻腔监测呼气末二氧化碳分压。

⑦ 放置并固定电极。

⑧ 根据患者病情设置治疗模式，设置每分钟电刺激次数，设置治疗时间，设置初始治疗强度。

⑨ 启动治疗开关。治疗过程中逐步增加治疗强度至患者出现不自主深吸气动作。

⑩ 达到有效治疗时间 30min 后治疗结束，撤除电极片、血氧饱和度传感器，呼气末撤二氧化碳鼻导管。

⑪ 观察并记录治疗效果。

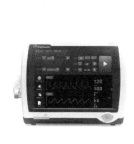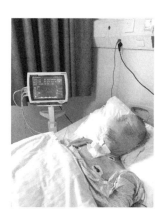

图 9-4-3　体外变频膈肌起搏器

6. 注意事项

① 仔细询问病史，有气胸、胸膜粘连增厚、活动性肺结核者禁止使用，体内有植入性电子设备的患者应在医生指导下使用。

② 向患者解释操作的目的，取得患者的主动配合。

③ 初次治疗时告诉患者会有电刺激的感觉，对身体无碍，如有任何不适的感觉要及时告知医务人员。

④ 体位选择：多数患者采取坐位或半卧位进行。

⑤ 用 75%酒精擦拭皮肤，减小皮阻抗。电极片应避开心前区和颈动脉窦处。

⑥ 每分钟电刺激次数与患者呼吸频率相同，一般 12～18 次/分，如患者呼吸过快，等患者适应后再调至 12～18 次/分。

⑦ 治疗时间一般在 30min 左右，治疗期间密切观察患者病情。

第五节 • 人工气道合并吞咽障碍患者的康复护理

吞咽功能障碍是指由于下颌、双唇、舌、软腭、咽喉、食管括约肌或食管的结构和功能受损，不能安全有效地把食物正常送到胃内的一个过程。

气管切开后气道阻力下降，无法形成声门下气压，导致吞咽、发声功能障碍。气管切开患者可由于吞咽周围肌群组织机械受损，导致吞咽功能障碍，咽反射迟钝，若启用紧急反射性吞咽，可导致吞咽肌活动失调，且若反射性吞咽未及时启动，可导致口腔内唾液或液体直接吸入气道，增加误吸风险。人工气道的建立破坏了呼吸道的生理功能和防御功能，误吸的分泌物在气囊上方聚集，并沿气管内壁与导管之间空隙吸入呼吸道内，进而引发肺炎。

一、临床表现及并发症

1．临床表现

流涎；食物从口角漏出；饮水呛咳；咳嗽；哽噎；吞咽延迟；进食费力，声音嘶哑，进食量少；食物反流，食物滞留在口腔及咽部；误吸及喉结构上抬幅度不足等。其中误吸为气管切开术后留置气管套管患者的最常见临床表现，发生率高达50%～87%。

2．并发症

（1）吸入性肺炎　是吞咽障碍最危险及最常见的并发症，食物残渣等误吸或反流入支气管和肺，引起反复肺部感染，出现窒息危及生命。

（2）营养不良，脱水　因机体所需能量和液体得不到满足，出现水及电解质紊乱、体重下降。

二、果绿染色实验

临床通常采用蛙田饮水实验来评估患者的吞咽功能，但对于气管切开患者吞咽障碍的评估适应性不高，果绿染色联合液体稠度定量干预进行吞咽功能筛查及饮食管理，效果较好，其主要采用果绿染色代替水进行吞咽功能测试，目的在于避免水测试时对饮水吞咽结果的误判，果绿在检测过程中起到显色的作用，能更为真实地反映被检测者的吞咽情况。加之食物增稠剂的应用，将液体制成不同浓度，可清晰判断患者的吞咽程度，依据评估结果，制定科学的饮食计划，从而有效避免患者误吸的发生。

1．常用染色食物

使用增稠剂加水及果绿染料分别配制成稀流质（1号）、浓流质（2号）、糊状（3号）食物共三种进行实验。

2．物品准备

测试液，5mL注射器1个，调匙1个，手电筒1把，吸痰及吸氧用物，血氧仪。

3．操作要点

① 患者取端坐位或半坐卧位。

② 检查气管切开处及清洁口腔，必要时吸尽分泌物。

③ 根据患者具体情况安排食物顺序（2号→3号→1号或2号→1号→3号），依次给患者喂食一定量的测试液，液量为1mL→3mL→5mL→10mL。

④ 观察患者吞咽情况及反应，有无绿色染料食物自行咳出或抽吸出。

4．判断

若从气管套管咳出或抽吸出绿色染料食物判断为有误吸，无则为无误吸。若染料测试有误吸者，必须禁止经口进食或进水，防误吸。若测试无误吸者，需进一步明确检查，如吞咽造影。见图9-5-1。

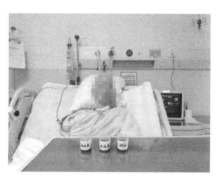

图 9-5-1　气管套管咳出或抽吸液的判断

三、吞咽功能训练

1．定义

吞咽功能训练主要通过训练口腔、舌、咽、喉等肌群的协调性，逐渐提高中枢神经系统吞咽功能的敏感性，强化吞咽神经反射功能，优化脑组织残余脑细胞功能，充分发挥脑细胞代偿功能，重建脑组织细胞反馈通路，纠正吞咽功能紊乱和预防吞咽肌群失用性萎缩。

2．种类

吞咽功能训练主要包括直接训练及间接训练。

（1）直接训练　又称摄食训练，包括进食时体位，食物入口位置，食物性质（大小、结构、温度和味道）和进食环境等。

（2）间接训练　又称基础训练，包括头颈控制训练、口唇运动、颊肌运动、下颌运动及咀嚼训练、舌体运动训练、软腭训练、喉部运动、口腔感知觉训练、冰刺激、咳嗽训练、呼吸训练等。

3．舌操

针对人工气道吞咽困难的患者，舌体运动训练尤为重要，可以增强舌的活动范围，强化舌肌力量和舌的灵活性，增强舌对食物的控制能力。有利于口腔自我清洁，减少残留及误吸，降低吸入性肺炎的发生率，从而恢复经口安全进食。舌操的制定可满足舌体运动训练的要求，且简单、实用，患者更容易掌握。

（1）准备姿势　自然端坐，面向前方，颈项竖直，膝盖弯曲，双脚并拢，脚尖向外，双手放于两膝之上。

（2）操作要点（以下动作均反复 10 次，见图 9-5-2）

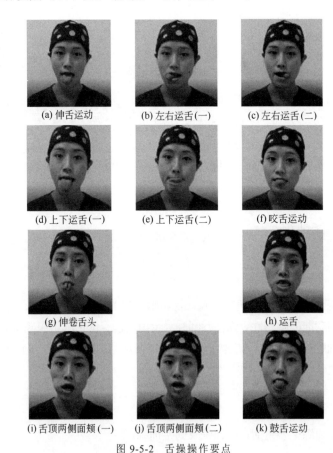

舌操

(a) 伸舌运动　(b) 左右运舌(一)　(c) 左右运舌(二)

(d) 上下运舌(一)　(e) 上下运舌(二)　(f) 咬舌运动

(g) 伸卷舌头　(h) 运舌

(i) 舌顶两侧面颊(一)　(j) 舌顶两侧面颊(二)　(k) 鼓舌运动

图 9-5-2　舌操操作要点

① 伸舌运动：舌头尽量向外向下伸展、拉伸舌面，再收回嘴里。

② 左右运舌：舌尖向左、右两侧外交替拉伸。

③ 上下运舌：舌尖上至人中、下至下颌来回交替进行。

④ 咬舌运动：由舌尖开始咬舌至舌根，再由舌根咬至舌尖，反复进行。

⑤ 伸卷舌头：舌体两侧卷起，通过双唇之间前伸，反复进行。

⑥ 运舌：用舌清洁口腔前庭，先顺时针、后逆时针而行。

⑦ 舌顶两侧面颊：用舌尖交替抵住左、右两侧面颊。

⑧ 鼓舌运动：舌尖向下，舌体向外鼓动。

四、注意事项

① 舌操前清洁口腔及舌体。

② 注意力度适中，以防咬伤舌头及损伤舌系带。

③ 患者舌头灵活程度不一，练习过程中应根据具体情况给予指导，有选择地进行练习。

④ 在进行舌操时注意调整呼吸，保持身心放松，方可达到治疗目的。

气管切开后常因痰液潴留、呼吸频率过快、咳嗽力量不足等原因导致肺部感染、高碳酸血症等问题，造成拔管困难。在不同阶段进行有针对性的评估与康复护理，能更好、更全面地解决患者存在的问题，缩短带管时间。有效的康复训练能明显降低再感染的风险，提高心肺功能，也为进一步的运动功能康复打下基础。

第十章

人工气道患者沟通、心理分析及干预

第一节 • 沟通

气管切开术后，解剖的改变使患者无法发声，导致其不能进行正常的语言交流，各种需求及心理变化无法正常申诉，只能通过面部表情、手势甚至躁动情绪来表达。在沟通中护士常不能快速和准确理解患者想要表达的意思，使得部分患者出现一些不良的心理情绪，甚至不配合治疗的情况。

不同国家的护理学者对护患沟通做了详细的调查和研究，认为护士的沟通能力非常重要。与普通患者交流主要用语言即可，但与建立人工气道患者的沟通主要通过非语言形式来进行。因此，非语言沟通在气管切开患者的交流中扮演着至关重要的角色。正确地使用非语言沟通既能满足患者的需要，给护理工作带来方便，同时也给患者带来良好的心境，帮助患者战胜自我。

一、非语言沟通方式

非语言沟通指的是使用除语言符号以外的各种符号系统，包括形体语言、副语言、空间利用以及沟通环境等进行沟通。在沟通中，信息的内容部分往往通过语言来表达，而非语言则作为提供解释内容的框架来表达信息的相关部分。非语言沟通分为标志语言、动作语言和物体语言三类，其作用就是传递信息、沟通思想、交流感情。临床中常用的具体形式有以下几种。

1. 图片

对于没有力量写字或不识字、语言不通的患者，可以使用形象生动、色彩鲜艳的图片，患者可以通过选择图片告诉护士自己的需求。见图 10-1-1。

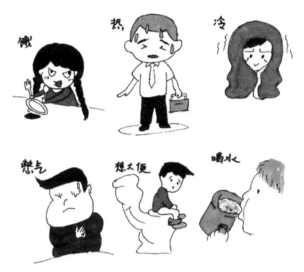

图 10-1-1　图片

2. 制定统一的动作语言

可以约定一些比较简单的手势来表达较低水平的意义，例如：竖起大拇指表示大便，小指头表示小便，竖示指表示吸痰，握拳表示疼痛，拇指与示指做圈状表示口渴，五指并拢翻手掌表示翻身等。使用约定手势的前提是充分对患者进行宣教，使患者掌握手势语的含义，便于快速表达自己的想法。见图 10-1-2。

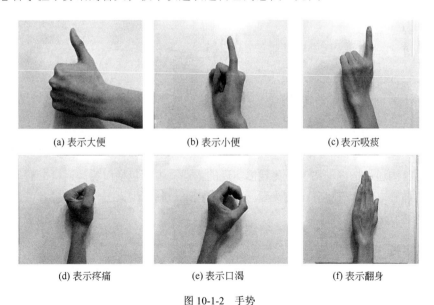

(a) 表示大便　　　　　　(b) 表示小便　　　　　　(c) 表示吸痰

(d) 表示疼痛　　　　　　(e) 表示口渴　　　　　　(f) 表示翻身

图 10-1-2　手势

3.使用部位指向法沟通卡

将人体的七大部位（头、颈、胸、臂、腰、腹、腿）进行标注，在每个部位后描述具体内容，如头部有头痛、发热、想念家人等；颈部有吸痰、气管切开处不适、系带过紧等；手臂有约束过紧、发冷；腹部有腹胀、腹痛、肚子饿等。具体内容主要体现护理过程中患者常需要解决的项目。见图10-1-3。

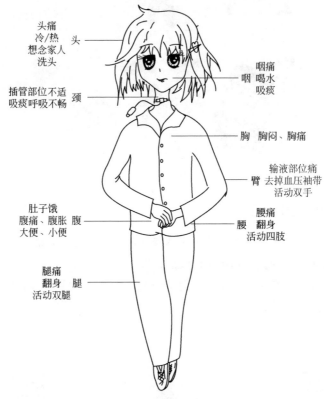

头痛
冷/热
想念家人
洗头　头

插管部位不适
吸痰呼吸不畅　颈

咽痛
咽　喝水
　吸痰

胸　胸闷、胸痛

输液部位痛
臂　去掉血压袖带
　活动双手

肚子饿
腹痛、腹胀　腹
大便、小便

腰痛
腰　翻身
　活动四肢

腿痛
翻身　腿
活动双腿

图 10-1-3　部位指向法快速沟通卡

二、语言沟通方式

语言沟通是指以词语符号为载体实现的沟通，主要包括口头沟通、书面沟通和电子沟通等。按形式可分为口头沟通和书面沟通。临床中人工气道的患者可使用的语言沟通方法有以下几种。

1.写字板

对于识字且足够有力量写字的患者可以利用写字板进行沟通，可将写字板放置于患者触手可及之处，方便患者及时表达自己的意愿。

2．气囊上发声技术

说话是由于呼吸时气流通过声带使声带产生振动而发出声音，气管切开患者气切套管位于声带下，在气囊充气状态下，患者呼吸时气流无法到达声带，不能引起声带振动，所以患者不能说话。应用带有囊上吸引的气管切开套管，将吸引管连接氧气后，患者可恢复发声。

3．说话瓣膜

患者具有使用说话瓣膜的适应证，可在戴说话瓣膜后鼓励患者发声，直接用语言进行沟通，能使患者主动表达自己的需求及感受。此法能提高患者治疗及康复的信心，提高患者的依从性。

非语言沟通和语言沟通相互加强，但它们之间存在明显的区别。语言沟通在词语发出时开始，它利用声音这一渠道传递信息，它能对词语进行控制，是结构化的，并且是被正式教授的。非语言沟通是连续的，通过声音、视觉、嗅觉、触觉等多种渠道传递信息，绝大多数是习惯性的和无意识的，在很大程度上是无结构的，并且是通过模仿学到的。

为挽救危重症患者生命，常需要行气管切开维持呼吸道通畅，导致患者日常交流出现困难，难以高效准确传递信息，严重影响患者与家人的有效沟通，也使患者康复信心遭受打击。在工作中如能尽早筛查出具有恢复言语功能的患者，采用简单装置或方法恢复其自有的言语功能，无疑是对气管切开患者最大的帮助。

第二节 • 人工气道患者心理分析及干预

建立人工气道的患者，语言交流能力会受到暂时性的限制，特别是对于那些清醒的患者，经常因为无法说话而感到无助、失落和焦虑，更有甚者不积极配合治疗和护理，出现人机对抗的问题，导致病情不断恶化。

一、临床表现

多表现为紧张不安、难以入睡，时常伴有血压升高、周围血管收缩和口干等。一些患者虽然表现冷漠、镇静，但内心焦躁不安。也有一些患者表现为愤怒、冲动、恐惧、拒绝合作等。这些消极有害的因素可直接引起患者的病理生理变化，降低治疗效果，甚至形成恶性循环。

二、影响因素

① 环境嘈杂，医护人员又时常忙碌，无法时时守在每个病床旁边，气管插管及气切患者语言表达受限，这些因素均导致患者易出现恐惧、烦躁等情绪。

② 人工气道患者的家属不能陪伴左右，探视时间严格限制，陌生的环境及缺少沟通，患者易产生孤独与无助感。

③ 人工气道的建立暂时抑制了患者说话的能力，患者无法表达诉求和想法，很容易产生焦虑和烦躁，甚至会导致抑郁。

④ 病房不分昼夜的灯光刺激、频繁的仪器报警声、医护人员的交谈声、密集的护理工作、反复的检查操作、紧张的抢救等均可造成患者知觉紊乱、作息异常，导致睡眠障碍。

⑤ 患者文化程度及理解能力的差异，导致对疾病的认知能力不同。一些年轻及知识水平低者所出现的心理问题比较明显；相反，一些年老及知识水平较高者较容易配合治疗。

三、干预措施

（1）重视护患交流 护理人员应该主动向患者介绍病室情况，耐心向患者解释说明建立人工气道的必要性，并耐心解释日常每项操作，取得患者的理解，避免使患者产生紧张、焦虑、恐惧等心理。

（2）关爱患者 护士可以通过眼神、微笑以及抚摸等方式对患者表示鼓励、关注、安慰，使患者产生信任感和安全感。对长时间使用人工气道的患者应多增加护理治疗以外的陪伴和照顾，与患者分享亲人们的趣事，消除患者孤独、抑郁心理。

（3）保护患者隐私 对患者进行比较私密的护理时，尽可能使用屏风遮挡，让患者感觉被尊重。

（4）非语言交流的应用 及时教会患者使用写字板、摇铃等方法，掌握规范化手势代表的含义，使患者能清楚地表达自己的需求，减轻其无法正常交流所带来的焦虑、烦躁感。

（5）创造舒适环境 护理人员说话声音要小，进出病房步伐要轻，病房光线要柔和，尽可能减小医疗仪器发出的声音。在条件允许的情况下，在床头放一个袖珍收音机，经常放一些患者喜欢听的音乐，以缓解患者的病痛，减少孤独、寂寞感，使患者感到轻松。

（6）营造和谐的气氛 在患者生日时送上一张贺卡、一束鲜花、一声祝福，过节时在患者床头挂一些小饰品营造出一种和谐的气氛，使患者有一种归属感，从而使其积极配合治疗。

第十一章

说话瓣膜

第一节 • 说话瓣膜的原理

一、气管切开后患者的功能改变

① 正常人呼气时膈肌上抬，呼出的气流通过声带使声带产生振动而发出声音。气管切开后，患者呼气时气流不再通过正常的声门裂，造成患者失声而不能进行正常的言语交流。

② 由于喉头升高得不充分、食管内负压形成困难，大部分患者存在吞咽功能障碍，易出现误吸和渗漏的情况，从而引发肺部感染等。

③ 患者气管切开后，呼吸道阻力消失或改变，吞咽时无法形成声门下气压，患者出现咳嗽反射减弱、肌肉敏感性下降等。

④ 气管切开后，下呼吸道与外界直接相通，失去了上呼吸道加温、加湿、防尘等功能，致使下呼吸道分泌物增多容易结痂，造成清除分泌物和异物困难。

⑤ 气管切开后肺顺应性降低，肺功能减退。

二、市面上常见的说话瓣膜

市面上常见的说话瓣膜见图 11-1-1。

Passy-Muir 吞咽说话瓣膜（Passy-Muir swallo wing and speaking value，PSV，说话瓣膜）是目前美国运用最为广泛的一种说话瓣膜。患者戴说话瓣膜后，能够即刻不同程度恢复发声和言语交流功能。而在内地和香港地区使用比较多是 Shiley 品牌，该品牌分为带氧气管和不带氧气管两种，主要看患者情况选择，若患者无需吸氧尽量选择更容易清洗的不带氧气管的说话瓣膜。

(a) Shikani-French 说话瓣膜　　　　(b) Montomery 说话瓣膜

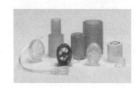

(c) Shiley 发音瓣膜　　　　(d) Passy-Muir 说话瓣膜

图 11-1-1　市面上常见的说话瓣膜

三、说话瓣膜的基本工作原理

说话瓣膜（图 11-1-2）是一种简单的医疗器械，属闭合式单通道瓣膜，衔接在气管套管处。患者吸气时瓣膜单向开放，让空气或氧气进入肺内，在呼气时瓣膜自动关闭。说话瓣膜可以配合使用机械通气，当将其置在气管切开套管开口端或与呼吸机管路相连接时，可以重新引导通过声带、口腔和鼻腔的气流，使患者发声。

此外，说话瓣膜可以通过创建一个"无泄漏"系统，重新建立生理上的呼气末正压（PEEP），从而加速脱离机械通气，使患者恢复到一个近似正常的呼吸系统。这个封闭系统还可以在气切套管内产生一股气流，阻止分泌物进入管道堵塞单向阀。

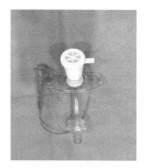

图 11-1-2　说话瓣膜

多年的循证研究表明，说话瓣膜为患者提供了沟通之外的许多临床好处，包括改善吞咽和气道分泌物的管理。

四、应用说话瓣膜的益处

① 患者吸气时瓣膜打开，气流通过瓣膜打开的缺口进入气道，呼气时瓣膜关闭，气流从气管导管与气管的间隙经过口鼻呼出，引起声带振动，使患者可以发声。说话瓣膜可以使最大声音强度超过环境噪声，从而使听觉和言语交流能力都得到提高。

② 呼气时说话瓣膜始终处于封闭不漏气的状态，全气道内形成正向的气道压，近似正常的呼气过程，这有利于改善咽喉部感觉，重建声门关闭反射、咳嗽反射，重塑咽腔内压力，恢复正向的声门下气压，提高吞咽安全性和减少误吸。见图 11-1-3。

③ 患者戴说话瓣膜后，生理性的呼气末正压得以恢复，可避免肺泡早期闭合，

使肺泡扩张，功能残气量增加；也可使患者产生更强烈的咳嗽，并将分泌物导入上呼吸道，经口吐出，减少对周围环境的污染，改善患者氧合和肺不张。

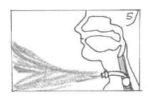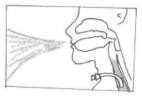

图 11-1-3　吸气、呼气时的说话瓣膜示意

④ 患者呼气时，说话瓣膜可重建通过口腔和鼻腔的气流，多数患者在戴说话瓣膜 1 周后可恢复嗅觉，并且嗅觉的准确性也得以改善，以致味觉、食欲和热量增加，改善患者的营养状况。

⑤ 戴说话瓣膜可以作为堵管过程的过渡，使医生直观评估患者气道是否通畅。说话瓣膜在患者吸气时阀门打开，在吸气结束时阀门关闭，这对那些不能忍受直接堵管的患者来说，在使用说话瓣膜时，他们可以逐步忍受其带来的阻力。戴说话瓣膜可以使患者逐步适应正常的呼气、吸气的上下贯通，促使患者调整到一个更为正常的呼吸模式，增加患者的信心，呼吸肌再训练也得到促进，帮助患者早日拔管。

五、适应证

① 意识清醒、有说话意愿的患者。
② 病情稳定，生命体征平稳。
③ 能够忍受气囊放气（上气道通畅），试行堵住套管可以发音（判断声带功能正常）。
④ 咳嗽有力，痰量少，并能够自己从口腔排痰。
⑤ 气管切开术后 48～72h。
⑥ 肺顺应性良好。
⑦ 患者最好可以忍受自主呼吸 4～6h 以上。
⑧ 患者呼吸机氧浓度<60%，呼气末正压通气（PEEP）<10cmH$_2$O，气道峰压（PIP）<40cmH$_2$O。

六、禁忌证

① 气管插管患者，声带无法振动。
② 意识障碍、严重行为障碍的患者。

③ 临床情况不稳定，特别是肺功能差，肺顺应性、弹性降低。

④ 不能耐受气囊放气，套管之上呼吸道不通畅。

⑤ 有大量黏稠分泌物且不易咳出。

⑥ 全喉切除术或喉气管离断术后。

⑦ 气管切口处肉芽增生，气管套管周围无足够的空间允许气体通过。

第二节 • 戴说话瓣膜的

操作前应充分了解患者的病情、患者的气管切开套管类型以及气管切开护理、说话瓣膜的使用方法等。

一、评估及宣教

（1）评估有无放置说话瓣膜的适应证　首先评估患者是否能忍受气囊放气。在气囊放气后，评估者戴上清洁手套，用手指或无菌纱布盖住气切套管口，明确气管切开套管闭合后上呼吸道通畅情况及声带功能。

（2）评估患者气管切开套管外径与说话瓣膜内径是否匹配　通常说话瓣膜能够与非金属材质的气切套管相匹配，金属套管则需要进行改良。改良方法为取出内套管，经消毒后使用无纺胶带缠绕扩大外径，使其与说话瓣膜内径相匹配（图11-2-1）。

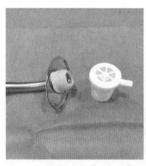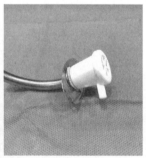

图 11-2-1　改良金属套管，与说话瓣膜匹配

（3）向患者及家属做好解释放置说话瓣膜的目的，告知工作原理、放置的方法及使用过程中可能出现的情况和处理。

二、非机械通气患者戴说话瓣膜的方法

（1）正确摆放体位　让患者处于舒适体位，通常取半卧位，床头抬高45°以上，

同时监测患者生命体征。

（2）吸痰　先经气管切开处充分吸痰，再将口腔后部及气囊上方吸引彻底，以免放松气囊后分泌物进入下气道。

（3）气囊放气　两人配合操作，一人缓慢放松气囊的同时另一人经气管切开处吸痰，并观察患者有无不良反应，气囊需充分放气，否则将增加患者呼气阻力。气囊完全放气后注意观察患者的呼吸状态有无变化，同时记录患者的心率、呼吸、血氧饱和度。

（4）戴说话瓣膜　操作者一手用拇指、示指固定住气切套管，另一手将说话瓣膜放置在气管切开套管外口，顺时针方向将说话瓣膜与套管旋紧在一起，但不能太紧。

（5）戴好后即刻要求患者发声，以评估患者声门上气流的大小。操作过程中需监测患者的生命体征以及关注患者的主观感受。

（6）患者首次戴说话瓣膜时间不宜过长，及时评估患者的主观感受及对瓣膜的耐受程度。

（7）根据患者的具体情况逐渐延长戴的时间，并在戴的过程中增加相关的呼吸、吞咽康复训练。

三、机械通气患者戴说话瓣膜的方法

（1）呼吸机参数的调整　气囊完全放气后，呼吸机的潮气量和压力会发生变化，参数需调整。患者吸气时，说话瓣膜打开，大部分气体进入患者的肺部，一小部分气体则通过患者的上呼吸道、口鼻排出，这时呼吸机峰压（实际潮气量）出现下降，记录气囊放气前 PIP。患者呼气时，说话瓣膜关闭，所有呼出气体将从上呼吸道、口鼻排出，呼吸机呼出潮气量为零。见图 11-2-2。

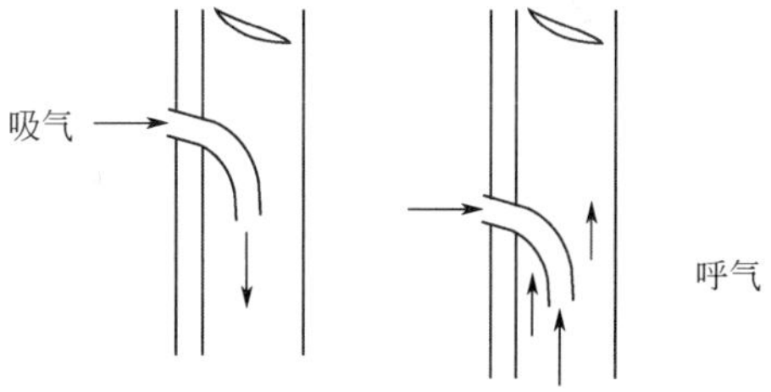

（2）吸痰　经气管切开套管充分吸痰，包括口腔及气囊上方。

（3）在持续的脉冲血氧定量监测下，将气囊放气。

图 11-2-2　患者吸气、呼气时呼吸机变化

（4）增加误吸空气的容量，代偿开放的声门泄露的气体（通常 0～200mL），由吸气压力值作为基础决定增加的空气量。

（5）在呼吸机管路与气管切开套管处放置说话瓣膜（图 11-2-3），利用呼吸机加热湿化器上的 L 型及直型转接口，使说话瓣膜与呼吸机管路相匹配。观察患者的生命体征、血氧饱和度，了解患者主观感受及通气量是否充足。如戴说话瓣膜过程中患者出现呼吸困难等不适，立即拆除说话瓣膜。

（6）鼓励患者发声，与患者交谈。

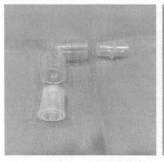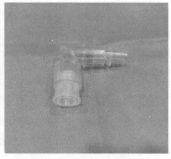

图 11-2-3　在呼吸机管路与气管切开套管处放置说话瓣膜

四、戴说话瓣膜的流程

① 确认患者医嘱。

② 核对患者信息。

③ 评估患者（把握适应证与禁忌证）。

④ 用物准备：说话瓣膜、吸氧装置、负压吸引装置、气囊压力监测表或注射器、监护仪或指脉氧夹、喉罩、PE 手套（图 11-2-4）。

⑤ 向患者及家属解释操作过程，尊重患者的知情权，取得患者的同意及配合。

⑥ 协助患者取合适卧位，以半卧位为宜，床头抬高 45°以上。

⑦ 观察患者生命体征，连接监护仪或使用指脉氧夹，SpO$_2$ 大于 92%，观察患者呼吸情况，呼吸应平稳不费力。

⑧ 清理呼吸道及鼻腔口腔分泌物，缓慢气囊放气并同步吸痰。

⑨ 安装说话瓣膜，并带上吸氧装置：气囊放气后患者可以分别从上呼吸道及气管切开处接触到空气和氧气，这时类似空氧混合后氧气浓度下降，易使患者血氧下降，此时使用鼻导管（见图 11-2-5），只需要几升的氧流量就可以使患者的血氧达到所需要的水平。

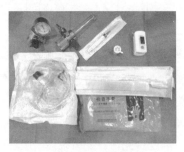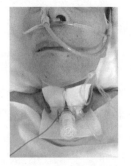

戴说话瓣膜

图 11-2-4　用物准备　　　　图 11-2-5　使用鼻导管

⑩ 鼓励患者发声，倾听患者主诉，观察患者的生命体征。

⑪ 初次戴时只作短时间应用，根据患者具体情况慢慢增加应用时间，同时对患者进行呼吸功能训练及其他康复训练，注意患者有无恐惧、焦虑等情绪，如果出现恐惧和焦虑，可加强患者的宣教，及时转移注意力。

⑫ 移除说话瓣膜后，气囊充气，经气管切开处按原方案氧疗。

⑬ 清洁护理：将说话瓣膜浸于加入少量肥皂的温水中浸泡，再用清水冲洗，之后自然晾干。

气管切开患者日常戴说话瓣膜进行康复训练的流程见图11-2-6。

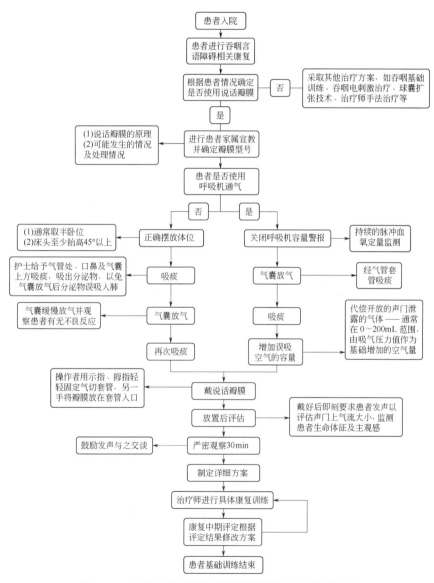

图 11-2-6　气管切开患者日常戴说话瓣膜进行康复训练的流程

第三节 • 注意事项及常见问题讨论

一、注意事项

① 每次使用前必须清除呼吸道分泌物，以保持呼吸道通畅。

② 下列情况下不宜使用：睡觉时不应使用；严重的活动性呼吸道感染导致的呼吸道阻塞或痰液黏稠时不宜使用。

③ 严密监护那些不能自己拔掉该装置的患者。

④ 说话瓣膜应专人专用，使用前检查装置完好性。

⑤ 说话瓣膜为消耗品，需定期更换。

⑥ 拔除说话瓣膜时，应一只手固定气切套管和内套管，另一只手轻轻拧开。

⑦ 患者首次戴说话瓣膜时间不宜过长，及时评估患者的主观感受及对瓣膜的耐受程度。

⑧ 根据患者的具体情况逐渐延长戴的时间，并在戴的过程中增加相关的呼吸、吞咽康复训练。

二、常见问题讨论

1. 戴说话瓣膜一定要气囊放气吗？是否会增加误吸风险？

戴说话瓣膜必须将气囊充分放气，否则患者会因无法呼气而造成窒息。因为说话瓣膜是一个单向阀，吸气时瓣膜开放，呼气时瓣膜关闭，这也就是说话瓣膜能够让气切患者说话的基本原理。

在戴说话瓣膜前要进行充分的评估。如果患者气道自我保护能力低下，咳痰能力弱，气囊上分泌物较多，吞咽功能障碍时，需要先进行呼吸及吞咽功能训练。气囊放气前需要对患者进行吸痰，包括口鼻及气囊上方的分泌物，吸引干净后才可以将气囊放气。

2. 患者戴说话瓣膜后血氧饱和度下降，应如何处理？

如果患者血氧饱和度突然下降又快速回升，可能是呼吸的协调问题，可继续观察。 如果下降后不回升，可在给予患者鼻导管吸氧的同时加用气切面罩吸氧。若吸氧后仍然不回升，需要进行下列检查。

① 气囊是否抽吸干净。

② 上呼吸道是否有阻塞。

3．患者做雾化吸入时，是否可以戴说话瓣膜？

在说话瓣膜的使用说明中没有明确规定做雾化吸入时是否可以戴说话瓣膜，但考虑到说话瓣膜为消耗品，雾化药物可能会对瓣膜有侵蚀性，做雾化时持续的压力可能会使瓣膜在呼气时不能完全闭合，所以不建议在雾化吸入时戴。

4．戴说话瓣膜时是否会引起呛咳？

在戴及使用说话瓣膜的过程中都有可能会引起患者呛咳，需要考虑到下列几种情况。

① 气囊放气后，气流通过上呼吸道引起感觉神经的恢复。当气流通过时刺激感觉神经，可能会引起咳嗽。

② 气道阻塞（如套管过大、气道狭窄、黏膜水肿等）导致呼出气流不畅形成湍流引起反向压力而导致咳嗽。部分情况可在更换小号气管套管或无气囊套管后解决。

③ 痰液进入气道引起的刺激。

④ 上呼吸道过于敏感。

5．说话瓣膜应该如何消毒？

禁忌使用各种类型的消毒液对说话瓣膜进行消毒处理，以防止瓣膜损伤而影响使用效果，缩短使用寿命。在摘取说话瓣膜后，将其浸于加入少量肥皂液的温水中浸泡，而后用清水冲洗，自然晾干即可。

6．气道内的分泌物是否会造成说话瓣膜的堵塞？

说话瓣膜始终处于一个封闭、不漏气的状态直到患者吸气为止。这个封闭状态不仅可以使患者能够在气道内产生一个正向的气道压，而且还可以使患者恢复到一个近似正常的呼吸系统。这个封闭系统还可以在气切套管内产生一股气流，阻止分泌物进入管道堵塞单向阀。

7．堵管与使用说话瓣膜有什么区别？

通常国内在临床上对即将做气切拔管的患者采取堵管的方法来评估患者是否已经具备拔管的条件。但是这种方法可能会过滤掉相当一部分不能忍受堵管但可以忍受说话瓣膜的气切患者的拔管机会。

说话瓣膜可以作为气切患者拔管时的中间手段，即气囊放气（如果患者可以忍受）＞说话瓣膜（如果患者可以忍受）＞堵管（如果患者可以忍受）＞拔管。

堵管时患者呼吸都要经过套管与气管之间的间隙和口、鼻腔气道，从呼吸做功的角度考虑，堵管的患者需要克服气道阻力所做的呼吸功要比使用说话瓣膜的高。堵管可以使那些靠鼻管或面罩提供氧气的气切患者说话，但是无法使仍在使用呼吸机的患者说话。说话瓣膜可以通过适当的接头与呼吸机管道相连接，让那些不能耐受脱机、气囊放气的患者在机械通气的情况下也可以说话。

在临床实践中，戴说话瓣膜不仅能改善气切患者的吞咽能力、言语能力，减少误吸所致的肺部感染的风险，增进患者自信社交能力，还能有效改善呼吸功能，缩短住院周期，减轻经济负担。另外，说话瓣膜安全、简单、经济、实用、无不良反应，可为其他治疗提供良好的锻炼基础，可作为短时间不能封堵管患者的首要选择。

第十二章

病例分享

病例一

吴某某，男性，38 岁，主因"砸伤至四肢运动、感觉及二便障碍 1 个月余"于 2018 年 4 月 17 日入院。

【现病史】

患者于 2018 年 3 月 15 日不慎被树干砸伤颈部，伤后立即出现四肢活动障碍，无法站立，二便失禁。外院行颈椎核磁示 C4、C5 骨折脱位。全麻下行"颈椎前路颈 5 椎体切除、脱位整复、椎管减压植骨、钢板固定术"。后因拔管困难行气管切开，无法脱离呼吸机，并出现发热、喘憋。为进行康复和脱机治疗入我科住院治疗。

【既往史】

患者既往体健。

【入院查体】

首测生命体征：T 40.8℃，P 118 次/分，R 35 次/分，BP 60/30mmHg。SPO$_2$ 85%。急查血气分析示：pH 7.36，PaO$_2$ 41mmHg，PaCO$_2$ 37mmHg，Lac 2.6mmol/L。

患者神志清楚，眼球活动可，面部感觉对称。气管切开状态，呼吸急促，喘憋貌，全身大汗，胸廓活动受限，胸腹矛盾运动，口唇发绀，四肢末梢皮肤可见花斑，呼吸肌功能减退，无力咳痰。骶尾部可见约 2.5cm×2.0cm、深达肌层的压疮。左肺叩诊浊音，左肺呼吸音低，双肺可闻及湿啰音；患者 C4 以下感觉、运动无保留，四肢肌力 0 级，双下肢张力低下。膝反射、踝反射（+）。双侧巴宾斯基征（+），双侧霍夫曼征（+）。双侧跟腱略紧张。美国脊髓损伤学会分级法（ASLA）：A 级，四肢瘫。Barthel 指数 0 分。

【实验室检查】

血常规：白细胞 $15.51×10^9$/L，中性粒细胞百分比 77.7%，C 反应蛋白 98mg/L，白介素-6 68pg/mL；降钙素原 0.13ng/mL。

生化：ALT 27U/L，AST 14U/L，总蛋白 71U/L，白蛋白 27g/L，BUN 7.8mmol/L，CR 50.1μmol/L。

胸部 CT：可见左侧胸腔积液，左肺炎性改变；C4、C5 骨折脱位、脊髓受压。

【入院诊断】

颈脊髓损伤，重症肺炎，低血压休克，Ⅰ型呼吸衰竭，左侧胸腔积液，低蛋白血症，贫血，右小腿肌间隙静脉丛静脉血栓，压力性损伤Ⅲ期。

【入院治疗】

入院后给予积极抗感染、循环支持、液体复苏改善循环、使用血管活性药维持血压、有创呼吸机予以呼吸支持、加强营养支持等对症治疗。

【康复目标】

控制感染，保证血流动力学稳定，纠正低蛋白血症，呼吸功能改善，脱离呼吸机。压疮愈合。

【康复训练与护理】

（一）一般护理

① 加强气道管理，确保气道湿化满意，保持呼吸道通畅。

② 维持体温正常,必要时物理降温。

③ 预防皮肤压力性损伤的发生,对现有皮肤损伤予以加强换药,促进伤口愈合。

④ 抗痉挛体位摆放,被动关节活动度训练,预防肢体畸形,保持关节活动度。

⑤ 预防下肢深静脉血栓形成。

(二)康复护理

1. 早期被动活动

(1)模拟踝泵运动　给予患者踝关节的屈伸和绕环训练。

① 屈伸动作:患者仰卧位于床上,下肢伸展,辅助患者脚向上勾,让脚尖尽量朝向患者,至最大限度时保持 10s,然后让脚尖尽量向下压,至最大限度时保持 10s,然后放松。

② 绕环动作:辅助患者以踝关节为中心,脚趾做 360°绕环,尽力保持动作幅度最大。绕环,可以使更多的肌肉得到运动。

(2)被动关节活动训练　采用被动功能训练方式,从肢体远端向近端逐个关节训练。

(3)床旁踏车训练　床旁踏车(图 12-1-1)训练有主动、助动和被动三种模式,根据患者肌力调整,早期给予被动踏车模式训练,速度 20 转/分,每日一次,每次 30min。

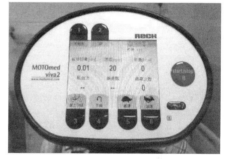

早期给予患者被动活动,维持和增加关节活动度,预防下肢静脉血栓,也有利于患者后期坐起或站立训练,待患者肌力和活动改善,被动活动均可逐步过渡到主动活动。

图 12-1-1　床旁踏车

2. 体位管理

(1)抗痉挛体位摆放　按时轴线翻身,翻身时予颈托保护,给予良肢位摆放,正确给予患者更换仰卧位、侧卧位交替进行,按时翻身也有助于患者骶尾部压疮的愈合。

(2)电动起立床训练　训练前将患者胸部、腰部、膝关节予宽绑带加以固定,双下肢穿合身弹力袜,足底垫硬棉垫,调整患者合适的位置,保证足底与硬棉垫充分接触且垂直。训练时倾斜角度从 30°~35°开始,观察患者生命体征变化,以无直立性低血压症状为度,循序渐进,逐步增加角度,视情况每日增加 5°~10°,最高可抬高至 90°;训练时间从 10min 开始逐步增加到 30min,每日训练 2 次。见图 12-1-2。

3．被动呼吸功能训练

（1）膈肌辅助训练　呼气时双手拇指沿第 10 肋下缘由胸骨柄处向外滑动并施加压力，吸气时其余四指放于腹部外侧向内施加压力，提高膈肌回弹能力，8～10 次/组，3 组/日。膈肌辅助训练是一个进阶的过程，逐渐增加难度，也能使膈肌耐力增加，使呼吸更加稳定。

（2）胸廓活动度训练　包括肋间肌松动、胸肋关节被动活动、上肢被动活动和肋骨弹跳：呼

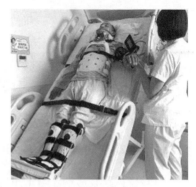

图 12-1-2　电动起立床

气末对胸廓快速加压，增加吸气相运动，8～10 次/组，2 组/日。

（3）上胸廓辅助呼吸肌肌力训练　协助患者穿戴护具，将床摇起至 40°～50°，双手置于患者双肩上，施加少许阻力，患者在吸气时耸肩，呼气时沉肩，同时下压患者双肩，帮助患者更好完成沉肩动作，增加胸廓上下活动范围，延长呼气相。

（4）戴说话瓣膜　由最初带机戴说话瓣膜 5min/次，2 次/日，逐步过渡到脱机后可长时间戴，有助于帮助患者改善发声，恢复语言交流；帮助改善声门下压力和患者的味觉、嗅觉、吞咽功能；能增强咳嗽和排痰能力，降低误吸风险；有助于克服呼吸阻力，提高呼吸肌力，有助于评估患者自主呼吸能力，提早进行自主呼吸试验（SBT）。

4．主动呼吸功能训练

（1）腹式呼吸训练　患者取仰卧位，放松身体。腹部放置 0.5kg 沙袋，闭口用鼻子深吸气，膈肌下移，腹部隆起，吸气至不能再吸气时屏气 2～3s，然后缩唇缓慢呼气，腹部尽量回收，同时双手逐渐向腹部加压，促进气体排出。腹式呼吸要深而慢，吸呼比为 1：（2～3），每分钟呼吸 8～10 次，持续 3～5min，每日数次。

（2）主动循环呼吸技术（ACBT）训练　ACBT 由呼吸控制（BC）、胸廓扩张运动（TEE）和用力呼气技术（FET）三个反复循环构成，按照 BC→TEE→BC→FET 进行循环，每个循环包括呼吸控制和胸廓扩张各 3～4 次，用力呵气 2～3 次。

呼吸控制可帮助患者防止血氧饱和度下降，预防气管痉挛，胸廓扩张运动能够减少肺组织的塌陷、增加患者的肺通气量，从而松动患者分泌物；用力呼气技术可以促进分泌物的排出。

（3）SpiroTiger 呼吸训练仪的使用　首先设定目标容量，目标容量从低位开始，当患者能轻松完成此目标，并感到不劳累时，再设定更高目标容量。患者取半卧位，抬头挺胸，利用转接口将吹管与气管切开套管相连（戴语音阀期间可以使用口含嘴经口吹气），根据显示屏上的提示吸气、呼气，与训练仪的节奏保持一致，呼吸时使

用腹式呼吸。每日上午、下午各一次，每次 15～20min。见图 12-1-3。

通过对患者进行呼吸肌训练，吸气时呼吸深度的增加使呼吸肌获得完全收缩、舒张锻炼，也可使胸廓充分扩张，胸膜腔负压增大，有助于提高膈肌的强度和吸气肌的耐力，降低呼吸频率、增加潮气量、增加肺泡通气量，降低患者的呼吸劳累感觉，改善心肺功能。

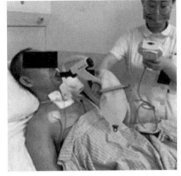

图 12-1-3　SpiroTiger 呼吸训练

【结果】

通过早期活动、被动到主动呼吸训练等康复过程，患者呼吸、语言、吞咽功能及活动耐力均得到改善，于入院 8 天后成功脱机，40 天后成功拔除气切套管。

【结论】

高位脊髓损伤患者由于失神经支配后引起的吸气肌力量减弱和咳痰能力下降，导致肺功能下降，长期肺功能下降容易发生呼吸系统及全身各器官和组织的并发症。呼吸系统并症是脊髓损伤患者病死率高的最主要原因，尤其是完全性颈脊髓损伤患者，因此呼吸康复需要早期开始并贯穿始终，通过早期进行被动活动、被动呼吸训练，逐渐过渡到主动呼吸、活动训练，能增加吸气肌力量，促进痰液排出，有效改善患者呼吸和活动功能，防止呼吸吸痰并发症的发生，促进患者康复。

病例二

张某某，女性，72 岁，退休语文教师，主因"冠状动脉旁路移植术后 3 个月，心肺复苏术后 2 个月余，咳嗽、咳痰 2 个月"于 2018 年 8 月 28 日入院。

【现病史】

患者于 3 个月前行冠状动脉旁路移植术，术后 9 天从心外科 ICU 转入普通病房，转入后第 3 天突发心搏、呼吸停止，立即心肺复苏、气管插管并呼吸机辅助呼吸，复苏成功但无法脱机，遂行气管切开。术后 2 个月转入 RICU，仍无法脱机，脱机时自觉喘憋及"大汗淋漓"，为行撤机及康复治疗转入本科。入本科时已使用呼吸机辅助呼吸 2 个月 25 天，痰量多，为黄色黏痰，不易咳出。

【既往史】

既往有冠心病、糖尿病病史，既往运动习惯良好。

【入院查体】

首测生命体征：T 36.7℃，P 82 次/分，R 14 次/分，BP 143/86mmHg。

患者神志清楚，气管切开状态，接有创呼吸机辅助通气，模式为 SIMV+PSV。患者体型肥胖，被动体位，胸骨前正中线可见手术伤口，愈合良好。呼吸深度变浅，胸式呼吸为主，节律正常；双侧胸廓扩张度减弱，左下肺触觉语颤减弱，叩诊浊音，双肺呼吸音粗，未闻及干湿啰音。吸气肌肌力 1 级（重度低下），四肢肌肉萎缩，上肢肌群肌力 3 级，下肢肌群肌力 2 级，躯干肌群肌力 2 级，无法自行翻身，坐位、立位平衡均 0 级，Barthel 指数 10 分，日常生活完全依赖。患者自主咳嗽减弱，咽反射、吞咽反射减弱，气切套管气囊上可吸出大量分泌物。

【实验室检查】

胸部 X 线片结果示：双肺纹理增强，左肺可见散在小斑片状阴影，边缘模糊。

胸部 CT 结果示：双肺透亮度不均匀，局部可见马赛克征，双肺支气管血管走行紊乱，双下肺支气管壁增厚，管腔变窄，双肺散在斑片状稍高密度灶，左肺下叶基底段可见高密度条索。

心脏超声：左心房轻度增大，左心室舒张功能减低，心脏射血分数（EF）53%。

【入院诊断】

肺部感染、冠心病、冠状动脉旁路移植术后、糖尿病、气管切开术后。

【康复目标】

控制感染，改善呼吸功能，拔出气管切开套管；改善患者活动能力，恢复生活自理能力，提高生存质量。

【康复训练与护理】

（一）一般护理

① 加强气道管理，确保气道湿化满意，保持呼吸道通畅。

② 指导患者有效咳嗽训练及呼吸功能训练。

③ 加强皮肤护理，防止压力性损伤的发生。

④ 给予患者心理护理，提高患者对战胜疾病的信心。

（二）康复护理

1. 应用气囊上发声技术实现患者语言沟通

（1）气囊上发声技术操作方法　对于气切套管接有创呼吸机辅助通气的患者，（要求气切套管必须具备囊上吸引功能），首先给予患者吸痰，清除气道、口腔、气囊上的分泌物。吸痰完毕后，准备好一次性吸氧装置，将一次性吸氧管从分开双腔处的部位剪断，以便与声门下吸引管连接吻合。护士遵医嘱调节好吸氧流量（一般需要较大的气流，至少 5L/min 以上），同时在充分评估患者病情条件下，适当调高呼吸机吸氧浓度，并将剪好的一次性吸氧管通过白色转接头与声门下吸引管连接并用手堵住开口，利用氧气产生的气流冲击声带，患者尝试发声。整个过程中密切观察患者生命体征、血氧、面色等情况。一般患者可成功发声，但清晰度、持久度等因人、因病情不同有所差异。

（2）气囊上发声法的护理

① 气囊上发声法的适应证：意识清醒，有恢复语言交流的愿望，不能离开呼吸机辅助通气，不能耐受气囊放气，但病情相对稳定的患者。

② 评估患者：患者近期感染控制，无发热，生命体征平稳，每日给予上午 2h、下午 2h 无创呼吸机高流量氧疗，日间其余时间给予有创呼吸机自主呼吸模式训练，患者可耐受，呼吸、心率、血氧均波动在正常范围内。

③ 应做准备：与患者及家属沟通，解释原理、需要的配合，以及有可能出现的情况，让患者和家属有心理准备。同时要准备好吸氧、吸痰、监护等。

④ 护理：护士协助患者取半卧位，抬高床头 30°～45°。暂停鼻饲，给予充分吸痰，顺序为气切套管内、口腔、声门下。将吸氧管在合适的位置剪好，遵医嘱调节好吸氧流量，将吸氧管与声门下吸引管连接，适当调高呼吸机氧浓度，辅助和鼓励患者发声。过程中密切观察患者能否发声，详细记录发声情况如清晰度、持久度、能否说完整句子等，密切关注患者血氧、心率、呼吸、面色、能否耐受等情况。若发生紧急情况，及时对症处理。

⑤ 紧急情况的处理：若患者无法耐受，出现呼吸困难、窒息症状，应立即停止。

若患者心率加快明显、呼吸急促明显、血氧饱和度下降迅速，应立即停止，后续给予加强呼吸训练。若患者心率、呼吸适当加快、血氧稍下降且比较稳定，可适当调高呼吸机吸氧浓度，给予吸痰，继续观察。若患者生命体征平稳但发声不清晰，可适当调高吸氧流量，增加气流冲击。若患者无法发声，则还需进行一段时间呼吸训练后再尝试。

2. 气管切开套管戴说话瓣膜

（1）戴说话瓣膜的方法

① 掌握戴说话瓣膜的适应证：戴说话瓣膜适用于意识清醒，有恢复语言交流的愿望，不能耐受用塞子堵住气管，但病情相对稳定，可撤机，无戴说话瓣膜禁忌证的患者。

② 评估患者：使用说话瓣膜评估表进行评估，书写戴说话瓣膜评估建议书，根据患者情况，制定戴说话瓣膜计划。

③ 戴说话瓣膜的方法：护士协助患者取半卧位，抬高床头 30°～45°。暂停鼻饲，给予充分吸痰，顺序为气切套管内、口腔、声门下。护士准备好经鼻吸氧装置，遵医嘱调节氧流量，给予患者吸氧。用 10mL 注射器将气囊缓慢放气，至球囊变扁，确保气囊完全放气，气囊放气时注意观察患者有无咳嗽等反应，助手松气囊的同时，操作者更换吸痰管，再次予气切套管内吸痰，边松气囊边吸痰，防止口腔及囊上分泌物进入气道。然后由操作者用一只手示指及拇指固定气管套管，另一只手将瓣膜放置在套管入口处并顺时针轻轻旋转、拧紧固定，避免因患者咳嗽等原因掉落。鼓励患者发声、说话，观察患者说话情况及生命体征变化。

（2）戴说话瓣膜的护理

① 戴前：给予一段时间的呼吸训练，充分评估；戴前准备好吸氧、吸痰、监护、抢救等设备，给予半卧位，充分吸痰。

② 戴时：操作者与助手密切配合，予吸氧、吸痰，密切观察和记录患者反应、主诉、表情及生命体征的变化，及时对症处理，并定期复查患者各项指标的变化。

③ 一般护理：根据患者耐受程度循序渐进，逐渐延长戴说话瓣膜的时间，晚上睡觉时一般不戴说话瓣膜。拔掉瓣膜后，瓣膜放在盒子中备用，气管切口处给予开口纱保护。加强口腔护理，每日给予患者 3～4 次负压冲洗式刷牙，保持口腔清洁。抬高床头，持续匀速泵入鼻饲营养液，每 4h 回抽胃内容物，每班交接确定胃管在胃内，防止反流和误吸。定时翻身叩背，每日进行机械振动排痰，指导患者有效咳嗽、主动循环呼吸技术等，必要时予以套管、口腔、声门下充分吸痰，促进痰液排出，保持呼吸道通畅。

④ 健康教育：此操作必须由两名护士配合进行，告知患者和家属不可自行戴上和拔掉；日常积极配合呼吸和吞咽功能训练。

3. 呼吸康复训练

（1）腹式呼吸训练　指导患者放松全身，吸气时最大限度地向外扩张腹部，使腹部鼓起，胸部保持不动，呼气时腹部自然凹陷，向内朝脊柱方向回收，胸部保持不动，最大限度地向内收缩腹部，把所有废气从肺部呼出去。

（2）吹气球训练　在护士陪伴下，鼓励患者每日进行吹气球训练。缓慢经鼻深吸气后，经口腔尽最大努力将气球吹大，然后将气球缓慢放气，休息片刻后再次进行训练，每日上午、下午各训练10min。

（3）呼吸训练器训练　呼吸训练器由一个软管和器械外壳两部分组成。训练时，指导患者将软管拿起，与器械外面上的接口连接在一起，将软管的另一头和咬嘴相连，用嘴咬住咬嘴进行深长呼气，尽量依靠呼出的气体保持浮子的上升状态，结束后放开咬嘴，然后开始吸气，保持呼吸均衡后，再次进行训练。开始时每天 1 组，每组 10 次，逐渐增加至每日上午、下午各一组。

（4）有效咳嗽训练　根据病情调整合适体位，指导患者保持躯干直立，身体稍向前倾，颈部稍微屈曲双手环抱一个枕头，进行 5～6 次缓慢深吸气，深吸气末屏气 3s，迅速打开声门，用力收缩腹肌做爆破性咳嗽 2～3 声将气体排出，或用自己的手按压上腹部，帮助痰液咳出，停止咳嗽，并缩唇将余气尽量呼出。重复以上动作 2～3 次后，正常呼吸几分钟再重新开始。

【结果】

通过气囊上发声法，患者可较为清晰地与护士进行言语交流。经综合训练，于 9 月 15 日成功撤机。脱机后通过戴说话瓣膜及其他综合呼吸训练，患者日间可持续戴说话瓣膜，保持 SpO_2 98%以上，主观无不适，语言和呼吸功能明显改善，能正常对答，气道和口腔分泌物减少，并能自行咳出。经充分评估后，给予气切套管堵管试验 2 天，患者可耐受，SpO_2 维持在 96%以上，血气分析结果无异常，于 10 月 9 日顺利拔除气切套管。11 月 2 日，患者 Barthel 指数评分 100 分，可独立爬三层楼梯，出院回归家庭。6 个月后返回合唱团。

【结论】

气囊上发声法、戴说话瓣膜训练结合综合呼吸康复训练，能够改善患者语言和呼吸功能，在患者撤机、拔管、表达意愿需求、医患沟通等方面有着巨大作用。除此之外，还可提高患者及家属的康复信心，帮助患者早日回归家庭、回归社会。

病例三

黄某某，男性，61岁，主因"发热伴咳嗽、咳痰2个月余，气管切开2个月"于2019年1月7日入院。

【现病史】

患者入院前1年2个月诊断为皮肌炎，长期服用激素及免疫抑制药。于2个月前受凉出现发热，体温最高38.3℃，伴畏寒、乏力，伴咳嗽、咳痰，咳白色黏痰，伴喘憋，行肺CT示双肺渗出影、右肺上叶空洞，且病变进展迅速，予气管插管、呼吸机辅助呼吸，后行气管切开。经抗感染、高频震荡通气、切口排气、CRRT等治疗后体温恢复正常，入我院前2周复查胸部X线片示肺部情况明显好转，但无法脱离呼吸机，为撤机康复入我科。

【既往史】

既往有吸烟史，10支/日；饮酒史，白酒2两/日；高血压病史多年。

【入院查体】

首测生命体征：T 36.5℃，P 108次/分，R 17次/分，BP 134/88mmHg。

患者神志清楚，疲惫，睡眠质量差，躯干、四肢皮肤对称分布红斑、丘疹，双下肢局部可见色素沉着。气管切开状态，予呼吸机辅助通气；呼吸肌力量下降，咳痰无力，需人工吸痰。双侧胸廓活动度下降，右侧较明显，膈肌浮动幅度较小，双肺呼吸音粗，双肺可闻及痰鸣音。双上肢肌力3级，双下肢肌力2级。日常生活完全依赖，Barthel指数20分。

【实验室检查】

动脉血气分析示：pH 7.41，PO_2 87mmHg，PCO_2 50mmHg，HCO_3^- 31.6mmol/L，BE 5.8mmol/L。

血常规结果示：WBC 13.95×10^9/L，NEU 88.7%，LYM 4.5%，EO 0.1%，CRP 22.8mg/L。

痰培养结果示：铜绿假单胞菌（++），多重耐药。

T、B淋巴细胞亚群：辅助/诱导T淋巴细胞绝对数目624/μL，抑制/细胞毒T淋巴细胞绝对数目612/μL，B淋巴细胞绝对数目64/μL，NK细胞绝对数目313/μL。

肺CT示：双肺下叶部分不张、实变，合并感染，双侧胸腔积液。

床边纤维支气管镜示：右肺下叶支气管大量痰液。

【入院诊断】

重症肺炎、气管切开术后、气管拔管困难、皮肌炎。

【康复目标】

解决患者肌肉萎缩、肌力下降、呼吸肌无力的情况，改善呼吸功能，成功撤机，提高日常活动能力。

【康复计划】

根据患者病情变化，为患者制定个性化的渐进性康复训练计划，遵循早期开始、循序渐进、少量多次的原则，在病情允许的条件下帮助患者积极参与康复训练。

【康复训练与护理】

（一）一般护理

（1）单间保护性隔离，固定治疗物品，相对固定护理人员，减少病房内人员流动。

（2）气道管理　给予气道湿化，配合雾化吸入药物治疗，观察患者痰液及咳嗽咳痰情况，指导有效咳嗽，辅助体位引流，促进痰液排出，必要时负压吸痰，保持呼吸道通畅。

（3）气囊管理　保持气囊压20～30cmH$_2$O，每4h检查一次气囊压是否足够，防止口腔分泌物进入气道而造成肺部感染。

（4）皮肤管理　使用自制床垫，填充物为保丽龙粒子，具有流动性，可使压力均匀分散；按时翻身，注意翻身技巧；患者消瘦，在易受压部位使用保护性敷料，防止发生压疮。

（5）体位管理　给予良肢位摆放；抬高床头，防误吸；辅助患者坐位、立位及下床活动，注意防跌倒、防坠床。

（6）加强与医生和康复治疗师的沟通及配合　患者的康复贯穿整个病程，离不开医生、护士、治疗师的密切协作，治疗师进入临床的新康复模式，使四者的联系和沟通更紧密、方便，有利于促进患者康复。

（7）健康教育　加强宣教，告知患者主动参与在康复中的重要性，鼓励患者积极配合；告知患者各个阶段的康复计划，总结进步和效果，增强患者信心；指导患者每一项康复训练的正确方式，帮助患者有效地训练。

（8）心理护理　关注患者情绪和心理变化，及时给予心理疏导。

（二）康复护理

1. 四肢肌力训练

早期患者外周骨骼肌力评分 18 分，可见收缩，但没有肢体运动，坐位平衡 0 级，给予辅助主动运动，待患者肌力逐渐增强后，逐渐增加肌力及耐力训练，给予主动运动训练（图 12-3-1）、主动抗阻训练、辅助下站立训练、监护下挂拐步行训练，以及辅助步行架下进行双下肢交替负重转移训练等，最终患者外周骨骼肌力评分 36 分，立位平衡 2 级。

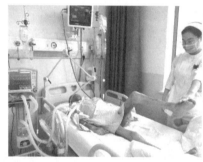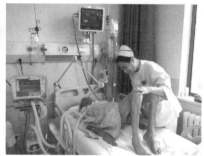

图 12-3-1　主动运动训练（直腿抬高训练+双桥训练）

（1）直腿抬高训练　直抬腿有向前、内侧、外侧和向后四个方向。训练时，协助患者仰卧，指导患者尽最大力量把腿伸直，然后抬起腿，保持膝关节伸直，尽量抬到脚后跟离床面 15cm 左右的高度。待肌力提高后，可逐步改成坐位练习，即坐在床上，坐直上身，直抬腿。

（2）双桥训练　分为辅助双桥运动和双桥运动，患者早期需辅助下进行训练，后逐步过渡到可独立完成。

辅助双桥运动：患者仰卧位，屈髋屈膝，双足底平踏在床面上，用力使臀部抬离床面，辅助者用一只手掌放于双膝关节的稍上方，在向下按压膝部的同时向足前方牵拉大腿，另一只手帮助臀部抬起。

双桥运动：患者仰卧位，屈髋屈膝，使小腿与水平面呈90°，足放在床上，慢慢将臀部抬起，保持5～10s后慢慢放下，训练时两腿之间可以夹持枕头或其他物体。

（3）弹力带训练（图12-3-2）　患者主要是卧位时进行，主要锻炼手臂及下肢肌力。将弹力带一端固定于床尾，另一端患者用手握住或绕于膝盖处，尽力将弹力带往回拉，对抗阻力，增强肌力和耐力。

（4）日常生活活动能力训练　根据患者肌力改善情况，循序渐进，进行床上坐起、床边端坐位、转移、床旁站立、床边踏步及辅助用具辅助下步行（图12-3-3）等训练。

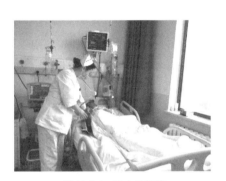
图12-3-2　弹力带训练

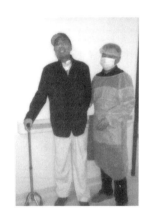
图12-3-3　辅助用具辅助下步行训练

2. 胸廓扩张训练+膈肌力量训练

患者最初双侧胸廓活动度受限，顺应性差，通过逐渐增加吸气肌训练、呼吸肌肌力和耐力训练、到主动呼吸循环训练+体位引流、呼吸控制训练等，患者最终可在静息状态下控制呼吸，可自行咳嗽咳痰；但在中高强度体力活动后呼吸频率仍明显增加。

（1）主动呼吸循环（active cycle of breathing techniques，ACBT）训练技术　ACBT由呼吸控制（breathing control，BC）、胸廓扩张运动（thoracic expansion exercises，TEE）和用力呼气技术（forced expiration technique，FET）三个反复循环构成，按照BC→TEE→BC→FET进行循环，每个循环包括呼吸控制和胸廓扩张各3～4次，用力呵气2～3次。

① 呼吸控制（BC）：让患者取舒适坐位，放松上胸部和肩部；患者一手放置胸骨柄限制胸部运动，另一手置于肚脐以感受腹部起伏；吸气，胸部保持不动，腹部鼓起；缓慢呼气，呼出所有气体。

② 胸廓扩张运动（TEE）：是指患者的主动吸气，包括深吸气，同时可配合叩击或振动。患者将一只手放于胸部，深吸气，在吸气末屏气3s，然后缓慢呼气。

③ 用力呼气技术（FET）：在 1～2 次呵气动作开放声门，然后由中等肺活量持续呵气至低肺活量。正常吸气，然后憋气 1～3s。随后胸腔和腹肌收缩，同时声门和嘴打开，用力、快速将气体呼出。

（2）体位引流

① 患者右肺下叶支气管大量痰液，可取左侧卧位或俯卧位。

② 引流时间：宜在饭前 1h 或饭后 1～2h 进行，以免引起呕吐。每次引流 10～15min，每日 1～3 次。

③ 观察：引流中观察患者反应，若出现咯血、头晕、发绀、呼吸困难、脉搏细速、出冷汗等情况应立即停止。注意观察引流出痰液的颜色、量、性质等。

④ 排痰：引流过程中鼓励患者深呼吸和有效咳嗽，配合振动、叩背等，帮助促进痰液排出。

⑤ 引流完毕：予卧床休息，协助漱口，记录排出的痰量和性质，正确处理引流出的痰液，必要时将痰液送检。

3．床旁踏车训练

最初为被动踏车模式，速度选 25，时间从 15min 逐渐增加至 25min。到中期给予主动踏车模式，阻力 1，时间从 15min 逐渐增加至 25min。到最终患者进行主动抗阻模式，阻力 2～3，时间 25min。见图 12-3-4。

4．站床训练

在保证患者安全的前提下，循序渐进，由最初站床角度 40°、时间 15min，逐渐增加至站床角度 50°、时间 25min，到最终患者可耐受站床角度 50°、时间 25min。见图 12-3-5。

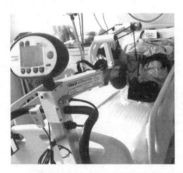 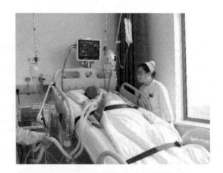

图 12-3-4　床旁踏车训练　　　　　图 12-3-5　电动起立床训练

① 固定床体（将床体滑动轮对应部位上的固定旋块向外旋出到与地面接触牢固），接通电源。

② 将患者搬运至站立床上。

③ 用绑带固定好患者的胸部和下肢（固定于双膝关节、髂前上棘连线、胸部三处，两脚掌尽量贴近脚踏板并纠正足掌于功能位，足跟尽可能往后移，以充分牵伸小腿三头肌）。

④ 按"上升"按键，床体上升到所需的角度，并调节站姿。

⑤ 结束后，松开绑带，帮助患者坐回轮椅或床上。

⑥ 在让患者逐渐直立的过程中，应防止出现直立性低血压，随时监测患者生命体征的变化。

【结果】

通过上述康复治疗，患者成功脱机，改为日间无创呼吸机高流量氧疗，夜间无创呼吸机辅助通气。4月29日出院时复查胸部CT示双肺实变明显好转，上肢肌力4级、下肢肌力3级，在手杖辅助下可平地行走200m，Barthel指数75分。

【结论】

皮肌炎主要累及横纹肌，导致全身肌肉受损，四肢肌肉萎缩，导致患者活动能力下降；呼吸肌群受累，造成呼吸肌衰弱，形成限制性通气功能障碍、肺部扩张受限。肺不张导致患者咳嗽反射减弱，无力咳痰，容易发生肺部感染。通过重点加强患者四肢肌力和呼吸肌训练，并积极开展综合康复训练，有助于帮助患者增强肌力，改善呼吸功能，提高活动能力，提高生活质量，实现从"活下来"到"活得好"的康复目标。

参考文献

[1] 杨艳霞. 探讨实施预见性护理改善 ICU 患者气管插管期并发症的效果[J]. 数理医药学杂志，2017，30(07):1101-1102.

[2] 梁汉生，于玲. 气道管理辅助技术[M]. 北京：北京大学医学出版社，2019.

[3] 施俊博，屈季宁，章薇，等. 气管切开术[J]. 现代生物医学进展，2018，18(02):381-384.

[4] 刘玉，郭玲，柳兆芳. 超声测量环状软骨水平气道横径用于小儿带套囊气管导管的选择[J]. 临床医学，2019，44(4):466-469.

[5] 武淑萍，杨晶. 老年人工气道护理管理规范[M]. 北京：科学出版社，2018.

[6] 刘冰. 人工气道的管理及进展[J]. 中国医药指南，2018，16(30):24-25.

[7] 黄颖. 人工气道湿化液和湿化方式的研究进展[J]. 循证护理，2019，5(9):811-814.

[8] 葛慧青，代冰. 高流量实用手册[M]. 沈阳：辽宁科学技术出版社，2018.

[9] 彭耀慧，王慧玲，昌英，等. 0.45%盐水气道湿化在颅脑损伤气管切开患者中的应用效果[J]. 实用临床医药杂志，2017，21(18):57-59.

[10] 王小玲，李笑雨，刘欣梅. 气管切开后不同湿化液对气道湿化的效果比较 ［J］. 中国医药指南，2019，17(35):21-25。

[11] 陆国平. 儿童急诊与重症医学临床技术[M]. 上海：复旦大学出版社，2016.

[12] Lu Gp. Clinical procedures in pediatric emergency and critical care medicine[M]. Shang hai: Fudan University　Press, 2016.

[13] 周庆，谢波，徐玲芬，等. 不同剂量氨溴索气道给药对气管切开患者气道湿化的效果研究[J]. 中华全科医学，2018，16(7):1067-1070.

[14] 张聪颖，贾燕玉. 人工气道湿化的研究进展[J]. 吉林医学，2017，38(7):1351-1352.

[15] 刘素彦，林梅，梁宝凤，等. 不同湿化液对人工气道患者气道湿化效果的比较[J]. 中国医学创新，2017，14(27):92-95.

[16] 高胜浩，李丹，王海播，等. 湿化疗法在人工气道患者中应用的研究进展[J]. 医药论坛杂志，2019，40(4):174-176.

[17] 黄毅，邓景阳，邱子文. 强化人工气道湿化方法对重症脑外伤患者的应用效果[J]. 深圳中西医结合杂志，2019，29(21):111-112.

[18] 秦立娥，燕朋波，李燕琳，等. 高流量氧疗湿化对干燥综合征继发肺纤维化患者的护理研究[J]. 中国中西医结合外科杂志，2019，25(4):574-578.

[19] 李尊柱，德吉央宗，李真，等. 高海拔地区人工气道患者湿热交换器与超声湿化效果的比较研究[J]. 中国实用护理杂志，2019，35(9):644-648.

[20] 傅立浜. 人工鼻在呼吸重症有创机械通气患者应用价值的初步研究[J]. 中国现代医生，2020，58(10):178-181.

[21] 魏秀超，雷蕾，欧阳晓丽. 气道管理小组在重症呼吸衰竭患者护理中的应用[J]. 齐鲁护理杂志，2019，25(23):91-92.

[22] 林娴，黄彩云，陈玉兰. 抽吸海绵牙刷在经口气管插管患者口腔护理的效果研究[J]. 医药前沿，2018，8(16):305.

[23] 徐萍，唐冰，翟怀香，等. 床头抬高角度对机械通气重症患者呼吸机相关性肺炎及压疮影响的 Meta 分析[J]. 中华现代护理杂志，2017，23(23): 3002-3006.

[24] 宗雅娟，吴小忠，周姣，等. 气流冲击法联合间断声门下吸引预防气管插管患者呼吸机相关肺炎的应用效果研究[J]. 中华医院感染学杂志，2017，27(21):4865-4868.

[25] 曹健萍. 持续声门下吸引在 ICU 预防呼吸机相关性肺炎的临床研究[J]. 现代医药卫生，2012，28(01):12-13.

[26] 李强，朱曦，么改琦. 急性颈脊髓损伤患者气管切开时机的临床研究[J]. 中国微创外科杂志，2017，17(2):159-162.

[27] 李梦圆，喻姣花. 肠内营养防治呼吸机相关性肺炎的研究进展[J]. 护理学报，2018，25(1):39-42.

[28] 吴金艳，朱顺芳，吴艳妮. 机械通气病人应用鼻肠管与胃管肠内营养有效性和安全性比较的 Meta 分析[J]. 护理研究，2020，34(219):226.

[29] 丁开方. 危重症患者胃肠功能对呼吸机相关性肺炎发生情况的影响分析[J]. 医学食疗与健康，2020，2(4):50-53.

[30] 张琳. 早期康复活动干预对重症监护室呼吸衰竭患者呼吸机相关性肺炎的影响[J]. 山西医药杂志，2019，48(19):2440-2442.

[31] 张飞飞，陆萍，陈薇，等. 改良口腔护理在 EICU 使用呼吸机治疗患者集束化护理中的效果[J]. 中华全科医学，2019，17(12):2138-2141.

[32] 朱明华，毕艳华，刘华，等. 呼吸机管路内细菌污染与呼吸机相关性肺炎的相关性研究[J]. 中华医院感染学杂志，2017，27(10):2233-2236.

[33] 刘英秀. 全自动清洗消毒机集中清洗呼吸机管路降低呼吸机相关性肺炎发生率的效果分析[J]. 护理研究，2018，32(16):2610-2612.

[34] 中华医学会呼吸病学分会感染学组. 中国成人医院获得性肺炎与呼吸机相关性

肺炎诊断和治疗指南[J]. 中华结核和呼吸杂志，2018，41(4):255-280.

[35] 沈林海，金慧，孔庆鑫，等. 医护人员手部常见病原菌的调查及相关耐药基因的检测[J]. 中国消毒学杂志，2020，37(7):488-490.

[36] 杨菊霞. 机械通气患者脱机护理体会[J]. 中外医学究，2017，15(23):80-81.

[37] 张玉勤，高丽君，赵奇，等. 不同手卫生方式及干手措施对手卫生效果的影响[J]. 中国感染控制杂志，2020，19(5):466-469.

[38] 李俊红，王丛欢，李坤，等. 早期心理干预配合呼吸康复训练在严重呼吸机依赖患者脱机前治疗中的作用[J]. 中国健康心理学杂志，2018，26(9):1314-1317.

[39] 蔡虹，高凤莉，等. 导管相关感染防控最佳护理实践专家共识[M]. 北京：人民卫生出版社，2018.

[40] 吴彦烁，宿桂霞，尹彦玲，等. 4 种临床因素对人工气道气囊压力的影响[J]. 中华护理杂志，2017，52（8）：934-937.

[41] 汪红辉，耿爱香. 人工气道气囊压力管理研究进展[J]. 天津护理，2019，27(3):365-367.

[42] 王伟钟，周尧英，严一核. 人工气道气囊压力异常影响因素的 Logistic 回归分析[J]. 浙江临床医学，2018，20(3):468-470.

[43] 李杰，徐英，江金桐. 持续人工气道气囊压力控制联合声门下吸引预防呼吸机相关性肺炎 53 例[J]. 安徽医药，2019，23(9):1838-1841.

[44] 刘晓红，孙秋香. 个性化管理在人工气道气囊机械通气患者中的应用[J]. 实用临床医药杂志，2017，21(16):138-139.

[45] 刘玲. 人工气道气囊压力的影响因素及干预[J]. 实用临床护理学杂志，2017，2(13):162-163.

[46] 苏宁. 清除声门下滞留物预防呼吸机相关性肺炎的研究进展[J]. 中外医学研究，2019，17(15):183-185.

[47] 郭凌翔，窦英茹，朱庆捷，等. ICU 气管切开术后患者行声门下持续负压吸引加间断冲洗的效果分析[J]. 护理实践与研究，2019，16(7)：144-146.

[48] 柴瑞丽，姚长浩，代兆华，等. 声门下联合口咽部冲洗对呼吸机相关性肺炎的影响[J]. 安徽医药，2019，23(10):1995-1997.

[49] 中华医学会临床药学分会《雾化吸入疗法合理用药专家共识》编写组. 雾化吸入疗法合理用药专家共识[J]. 医药导报，2019，38(2):135-146.

[50] 中国医师协会急诊医师分会，中国人民解放军急救医学专业委员，北京急诊医学学会，等. 雾化吸入疗法急诊临床应用专家共识(2018)[J]. 中国急救医学，2018，38(7):565-574.

[51] 申昆玲，邓力. 拿云珠，等. 糖皮质激素雾化吸入疗法在儿科应用的专家共识

(2018 年修订版)[J]. 临床儿科杂志，2018，36(2)：95. 107.

[52] 徐文，董频，谷庆隆，等. 雾化吸入在咽喉科疾病药物治疗中应用专家共识[J]. 中国耳鼻喉头颈外科，2019，26(5):231-238.

[53] 曾维兰，廖祥明，罗亮，等，不同吸痰方法声门下吸引在气管插管患者中的应用[J]. 医药装备，2018，31(5):3-4.

[54] 陶岚，羧甲基纤维素钠敷料在急性伤口中的应用[J]. 现代临床医学，2018，44:236-237.

[55] 吴晓君，胡兴莉，刘世敏，等. 针对性护理干预在重症医学科气管插管患者非计划性把观众的应用价值[J]. 吉林医学，2020，41(4):1014-1015.

[56] 刘云访，喻姣花. 防范气管插管非计划性拔管的集束化护理研究进展[J]. 护理学杂志，2019，34(20):106-109.

[57] 刘云访，喻姣花. 防范气管插管非计划性拔管的集束化护理研究进展[J]. 国际护理学杂志，2020，39(13):2485-2489.

[58] 丁玉菊，徐绍侠，张伟，等. 神经重症气管切开患者拔管临床指征的 Meta 分析[J]. 中华危重病急救医学，2019，31(11):1378-1383.

[59] 叶向红，马静怡，江方正，等. 部位指向法护患沟通卡在 ICU 人工气道患者中的应用效果[J]. 东南国防医药 2018，20(6)，625-628.

[60] 林应川，马雪松，于瀛，等. 气管插管相关并发症及气管内局部用药的研究进展[J]. 中国急救医学，2019，39(5):497-500.

[61] 刘莎莎. ICU 者人工气道内痰痂的形成机理及预防护理体会[J]. 实用临床护理学电子杂志，2019，4(40):72-75.

[62] 武淑萍，杨晶. 老年人工气道护理管理规范[M]. 北京：科学出版社，2018.

[63] John E Hodgkin, Bartolome R Celli, Gerilynn L Connors. 袁月，解立新，葛慧青等主译. 肺康复成功指南[M]. 第 4 版. 北京：人民卫生出版社，2019.

[64] Jennifer A Pryor, S Ammani Prasad. 喻鹏铭，车国卫主译. 成人和儿童呼吸与心脏问题的物理治疗[M]. 第 4 版. 北京:北京大学医学出版社，2011.

[65] 郑彩娥，李秀云. 实用康复护理学[M]. 第 2 版. 北京:人民卫生出版社，2018.

[66] 郑青青，运用电动起立床开展 ICU 早期康复治疗的效果研究[J]. 中外医学研究，2019，17(25):168-170.

[67] 孙桂君，王秀丽，李景春. 吸气肌训练对脑卒中康复患者坠积性肺炎的影响[J]. 齐鲁护理杂志，2018，24(12):118-119.

[68] 李卫卫，周停，王红星. 脑卒中慢性期吸气肌肌力的改变[J]. 中国康复理论与实践，2018，24(7):843-845.

[69] 王宇霞，夏欣华. 体位改变对人工气道机械通气患者气囊压力的影响[J]. 中国实用护理杂志，2018，34(9):698-699.

[70] 黄雅纯. 电动起立床训练预防肺部感染的临床研究[J]. 中外医学研究，2017，1(12):156-157.

[71] 金哲，王琼. 吸气机训练在有氧运动中应用的现状[J]. 体育科技，2018，39(3):24-25.

[72] 姜凤雅，李凤娴，戴月琴. 正压呼气设备在肺部手术病人围术期管理中的应用效果观察[J]. 护理研究，2019，33(4):639-643.

[73] 林静静，林晓克，徐乐义，等. 主动呼吸循环技术在围手术期肺癌患者快速康复中的应用[J]. 浙江临床医学，2019，21(12):1058-1660.

[74] 陈颖，刘秀珠，张艳萍. 主动呼吸循环技术在肺癌术后快速康复中的应用效果探讨[J]. 中外医学研究，2019，17(23):115-116.

[75] 高岩，高敏行，姜李，等. 液体稠度定量联合果绿染色在气管切开吞咽障碍患者的应用护理学杂志[J]. 护理学杂志，2018，33(24):57-60.

[76] 顾夕梅. 吞咽功能训练在颅脑损伤气管切开患者中的应用效果[J]. 护理实践与研究，2019，16(21):88-90.

[77] 韩晓晓，张可，杨清露，等. Passy-muir 说话瓣膜对脑损伤气管切开术后患者吞咽功能的影响[J]. 中华物理医学与康复杂志，2020，1(42):24-28.

[78] 文艳红. 气管切开伴吞咽障碍患者中应用说话瓣膜的效果观察[J]，按摩与康复医学，2019，10(16):7-8.

[79] 郑燕娜，梁玉洁，杨乐，等，流体力学分析说话瓣膜对下颌骨缺损 重建患者气管切开后功能恢复的影响[J]. 中华口腔医学研究杂志（电子版），2018，12(4):227-233.

[80] Stewart I Adam, Prateek Srinet, Ryan M Aronberg, et al. Verbal communication with the Blom low profile and Passy-Muir one-way tracheotomy tube speaking valves[J]. Journal of Communication Disorders, 2015, 56:40-46.

[81] Anna-Liisa Sutt, B A, M A, Petrea Cornwell, PhD, Daniel Mullany, et al. The use of tracheostomy speaking valves in mechanically ventilated patients results in improved communication and does not prolong ventilation time in cardiothoracic intensive care unit patients[J]. Journal of Critical Care. 2015, 30(3):491-494.

[82] Lauren Rachel O'Connor, Norman R Morris, Jennifer Paratz. Physiological and clinical outcomes associated with use of one-way speaking valves on tracheostomised patients: A systematic review[J]. Heart & Lung. 2019, 48 (4):356-364.

[83] 管红梅，万桂芳. 气管切开患者应用说话瓣膜配合呼吸训练的个案分析[J]. 中国康复医学杂志. 2018，33(12):1467-1469.

[84] 谭茗丹，李咏雪，温红梅. 吞咽说话瓣膜在气管切开合并吞咽障碍患者中的应用及研究进展[J]. 中华物理医学与康复杂志. 2017，39(12):954-956.